《健康北京》栏目开播以来，一直得到中国医药卫生事业发展基金会的大力支持。现在栏目组将以往十年的节目精华整理成书，得到了中国医药卫生事业发展基金会的资助，王彦峰理事长为本套丛书欣然作序，谨以此书表达最诚挚的谢意！

北京电视台《健康北京》栏目组

U0226402

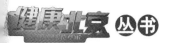

北京电视台《健康北京》栏目组／主编

Shenxin Yanghu Baodian

身心
养护宝典

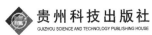

经济管理出版社
ECONOMY & MANAGEMENT PUBLISHING HOUSE

贵州科技出版社
GUIZHOU SCIENCE AND TECHNOLOGY PUBLISHING HOUSE

图书在版编目（CIP）数据

身心养护宝典 / 北京电视台《健康北京》栏目组主编 .—北京：经济管理出版社，2016.1
（健康北京丛书）

ISBN 978-7-5096-3460-8

Ⅰ.①身… Ⅱ.①北… Ⅲ.①保健—基本知识 Ⅳ.① R161

中国版本图书馆 CIP 数据核字（2014）第 247771 号

图书在版编目（CIP）数据

身心养护宝典 / 北京电视台《健康北京》栏目组主编 .—贵阳：贵州科技出版社，2016.1
（健康北京丛书）

ISBN 978-7-5532-0358-4

Ⅰ.①身… Ⅱ.①北… Ⅲ.①保健—基本知识Ⅳ.① R161

中国版本图书馆 CIP 数据核字 (2015) 第 007132 号

策划编辑：杨雅琳
责任编辑：杨雅琳　马玉丹　刘金金　熊兴平
责任印制：黄章平
责任校对：陈　颖

出版发行：经济管理出版社
（北京市海淀区北蜂窝 8 号中雅大厦 A 座 11 层 100038）
网　　址：www.E-mp.com.cn
电　　话：（010）51915602
印　　刷：北京文昌阁彩色印刷有限责任公司
经　　销：新华书店
开　　本：720mm×1000mm/16
印　　张：15.25
字　　数：239 千字
版　　次：2016 年 3 月第 1 版　2016 年 3 月第 1 次印刷
书　　号：ISBN 978-7-5096-3460-8
定　　价：58.00 元

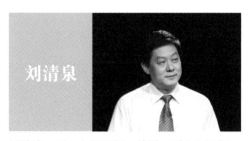

刘清泉

刘清泉，男，主任医师，教授，硕士生导师，1987年毕业于河南中医学院，后于北京中医药大学附属东直门医院工作，现任首都医科大学附属北京中医医院院长、北京市中医研究所所长、北京市中药研究所所长，曾任北京中医药大学附属东直门医院急诊科主任、副院长等职。首都医科大学附属北京中医医院急诊科及ICU学术带头人，中医感染性疾病基础研究北京市重点实验室负责人。兼任中华中医药学会急诊专业委员会副主委、国家中医药管理局急诊重点专科协作组组长、国家中医药管理局中医药行业科研专项专家工作组成员、国家卫生计生委突发事件卫生应急专家咨询委员会委员等职。从事中医、中西医结合内科医疗、教学及科研工作27年。主要研究领域是中西医结合防治突发传染病、脓毒症、耐药菌感染、多器官功能障碍综合征、心肺脑复苏、不明原因发热等内科急危重症及疑难杂症。在国内中医界率先引进了血流动力学检测、急诊床旁血滤、机械通气、急性心肌梗死静脉溶栓等多项技术，极大地提高了中医急诊的抢救成功率。参与制定"SARS"的中医药治疗预防方案，参加人感染禽流感的中医药防治工作，主持制定了汶川地震后常见病的中医药防治手册，受国家中医药管理局委派奔赴疫区参与手足口病的中医防治工作，是"金花清感方"的六名研制人员之一。曾获全国中医药应急先进个人、中华中医药学会科技之星、首届中华中医药学会科技之星、首都

中医药防治甲流科技攻关贡献奖、北京市十大健康卫士、第二届全国百名杰出青年中医、北京市医德楷模、北京市首届群众喜爱的中青年名中医、北京市卫生系统先进个人、北京市五四青年奖章等荣誉称号。

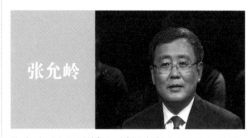

张允岭

张允岭，男，医学博士，神经内科主任医师，教授，博士生导师。北京中医药大学附属东方医院院长。卫生计生委国家临床重点专科中医脑病带头人，国家中医药管理局脑病重点专科全国痴呆协作组组长及三级实验室主任。兼任中华中医药学会理事、内科学会常委、脑病专业委员会副主委，世中联老年医学专业委员会副会长，北京中医学会副会长等。中国中药杂志编委，北京中医药大学学报编委、临床版副主编等。新世纪"百千万人才工程"国家级人选，首届中国中医药十大杰出青年，北京市突出贡献专家，国务院政府特殊津贴专家。30年来一直从事中医内科脑病临床、科研及教学工作，主要研究方向为中医药防治中风病及血管性痴呆临床及机理研究。1997年受世界卫生组织（WHO）之邀，以高级访问学者赴美国国立卫生研究院（NIH）交流学习。2000年在日本完成博士后研究。主持国家重大基础研究项目（973）课题2项，国家自然科学基金2项，国家科技部中医药行业专项2项，主持教育部新世纪优秀人才支持计划等省部级项目10项。获国家科技进步二等奖1项，教育部科学技术一等奖1项、二等奖3项，中华中医药学会科学技术一等奖2项、二等奖2项、三等奖1项，北京市科技进步一

等奖1项、二等奖1项、三等奖2项。获国家专利4项。发表学术论文150篇，主编著作5部，副主编5部。

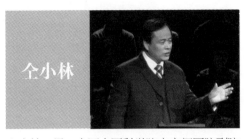

仝小林，男，中国中医科学院广安门医院副院长，内分泌科主任医师，教授。擅长糖尿病及其并发症、内科疑难杂症。在治疗糖尿病方面，创新性提出"中满内热"是肥胖型2型糖尿病核心病机的"脾瘅"理论，对2型糖尿病的治疗取得了良好的疗效，先后协助30余家医院成立中医糖尿病专科门诊，主持国家中医药管理局标准化项目制定了《糖尿病中医防治指南》。仝小林长期以来一直从事糖尿病防治的健康科普工作，先后在多个报刊开设健康专栏传播健康知识，多次深入社区、企业进行健康讲座，2010年被中华中医药学会评为首席健康科普专家。

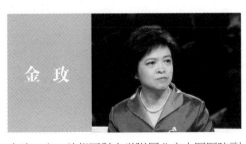

金玫，女，首都医科大学附属北京中医医院副院长，心血管科主任医师。吉良晨老中医的学术继承人。兼中华中医药学会络病专委会委员会副主任委员，北京中医药学会络病专业委员主任委员，世界中医药联合学会络病专业委员会

常务委员，北京医师协会副会长兼总干事。北京中医药会内科专业委员会委员、北京中医药学会临床药学专业委员会委员、北京市药品不良反应专家委员会委员、北京中医药会第九届理事会理事、北京中医药会心血管专业委员会委员、中国医促会中老年保健专业委员会专家委员会主任委员。擅长治疗心血管疾病。在继承老中医经验的基础上，运用中医预防保健理论和整体观念，采用以人为本的个体化诊疗模式，提出心衰患者的全程治疗理念，将中医药治疗渗透到心衰患者急性期、发作期、稳定期、康复期、巩固期的五期治疗，指导心衰患者的康复训练、饮食、生活，致力于提高心血管患者的综合抗病能力、自身机体恢复能力和改善生活质量。发表学术论文12篇，参加学术会议交流学术论文10篇，组织及参与编写"疑难病中医治疗及研究"等医学著作6部。目前承担了国家科技部"十五"攻关课题、局级课题、首发基金课题3项。

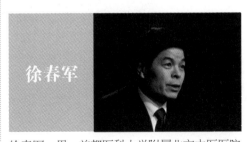

徐春军，男，首都医科大学附属北京中医医院副院长，硕士研究生导师，北京中医药大学七年制硕士导师。现为北京市中医学会中医内科肝病专业委员会主任委员，中国中医学会内科肝病专业委员会委员，中国中西医结合学会肝病专业委员会委员，北京市中西医肝病专业委员会、传染病委员会委员，青年工作委员会委员，北京市中医学会感染病委员会委员，晋升主任医师以来先后在全国性专业杂志上发表学术论文20余篇，参与编写专著8部，先后作为主要

研究者参加了国家"七五"、"八五"攻关课题，获得北京市科技进步奖3项，曾承担了国家中医药管理局科研课题"益气凉血解毒中药对拉米夫定诱发YMDD变异干预作用的临床研究"，现承担国家科技部"十一五"科研计划和北京市科技项目各1项，并作为主要负责人参与了北京市重点扶植肝病学科的建设和科研工作。从事中医治疗肝病近20年来，对急慢性肝炎、肝硬化、酒精性肝病、自身免疫性肝病等临床疾患颇有研究，尤其擅长对顽固性肝腹水、重症黄疸、酒精性肝病、乙肝病毒变异的中医治疗，疗效显著。在学术上注重顾护正气，扶正祛邪，尤其注重中焦脾胃的调理，辅以活血化痰，并结合现代医学研究，全面调整机体免疫能力。

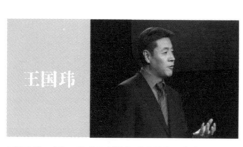

王国玮，男，首都医科大学附属北京中医医院副院长，肝病科主任医师，出身于中医世家。1994年拜北京市名老中医滕宣光为师，通过学习及临床实践，对儿童常见病、多发病的治疗积累了一些经验，尤其对儿童易感、外感发热、支气管炎、哮喘、厌食症、消化不良等诊治有显著疗效。先后参与编写了《滕宣光幼儿临证验案》、《护士临床用药手册》等医学专著的编写，发表儿科专业论文十余篇。1996年，继承其父治肝经验，进行肝病研究。在20年的临床实践中，在治疗慢性乙型肝炎、肝硬化、脂肪肝、酒精性肝病方面积累了丰富的经验，探索出了一条发挥中医特色、结合现代医学治疗各类肝病的道路。提出百病从肝治，治肝先实脾的治肝思路，并继承其父慢性肝病、肝硬化、

湿热为主要致病因素，治疗以清利湿热为主，善用理气药的理论和经验，在临床实践中取得了满意的效果。

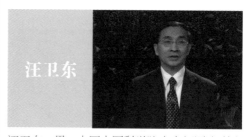

汪卫东，男，中国中医科学院广安门医院副院长，心理科和睡眠医学科主任医师，博士生导师，享受国务院特殊津贴的专家、教授。擅长失眠、头痛、焦虑症、强迫症、抑郁症、性功能障碍等的诊疗。现任国家中医药管理局中医心理学重点学科与重点专科带头人、中国中医科学院广安门医院副院长、北京中医药大学教授、世界中医药学会联合会中医心理学专业委员会会长、世界中医药学会联合会睡眠医学专业委员会常务副会长、中国睡眠研究会副理事长、中国医师协会养生专业委员会副主任委员、日本早稻田大学人间综合研究中心客座研究员、澳门科技大学中医药学院客座教授，《世界睡眠医学杂志》主编等职。

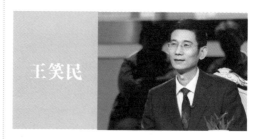

王笑民，男，现任首都医科大学附属北京中医医院副院长，肿瘤中心主任，教授，主任医师，博士生导师。主要学术和社会兼职：中国中西医结合学会副主任委员，中国中医药学会肿瘤分会副主任委员，中国抗癌协会传统医学委员会委员，北京中西医结合学会副会长兼秘书长，

国家自然科学基金评审专家，国家药监局新药评审专家，中国中西医结合外科杂志、中华医学杂志等杂志编委和审稿人，北京抗癌乐园顾问等。先后承担省部级课题，国家"八五"、"九五"攻关课题，国家自然科学基金项目等多项科研项目，发表学术论文百余篇。参加了5部专业论著的编写工作，主编的《癌症攻防策略》，深受广大肿瘤患者的喜爱。国内中西医结合治疗肿瘤颇有成就的新一代专家，致力于益气活血法抗肿瘤的研究，发现癌症气虚血瘀是肿瘤进展的病理基础，率先提出"益气活血法治疗肿瘤的新观点"，开发研制了用于治疗肺癌的固本消瘤胶囊等一系列中成药，相关研究成果先后10余次获得不同级别的科技成果奖励，使得本学科在该领域的研究处于国内领先水平。创新性地提出"局部微创、整体中医"的中西医结合肿瘤治疗新模式，建立了微创与中医药相结合的诊疗规范。本学科每年微创与中医药相结合治疗患者1500人次，在北京同类学科中名列前茅。先后被评为"北京科技之星"、"北京市优秀青年知识分子"、"全国中西医结合优秀中青年科技工作者"、"北京市卫生系统先进个人"、"北京市卫生系统高层次卫生技术人才学科带头人"、"新世纪百千万人才工程北京市级人选"。其参与研究的《榄香烯脂质体系列靶向抗癌天然药物产业化技术及其应用》项目荣获国家科技进步二等奖。

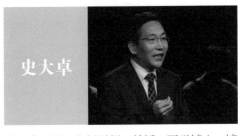

史大卓，男，主任医师，教授，医学博士，博士生导师。中国中医科学院首席研究员，中国中医科学院心血管病研究所所长，西苑医院副院长，九三学社中央委员，全国政协委员，国务院政府津贴专家。国家卫生计生委中医心血管病重点专科主任，世界中医联合会心血管病专业委员会会长，北京市中西医结合心血管病专业委员会主任委员，中国中西医结合学会活血化瘀专业委员会候任主任委员。长期从事中医和中西医结合临床和基础一线工作，在中医和中西医结合诊疗冠心病、心衰、高血压、心律失常等心血管病和类风湿关节炎、强直性脊柱炎等风湿性疾病方面积累了丰富的经验。相继提出益气养阴、活血透毒治疗病毒性心肌炎，益气温阳、活血利水治疗慢性充血性心功能不全，养阴清热补肾、搜剔经筋骨骼风寒湿邪治疗风湿性疾病，活血生肌、祛浊化毒治疗急性心肌梗死等治法，临床获得了显著的疗效，受到医患普遍认可。根据现代西医内科临床疾病病理生理特点，系统提出中医临床分期、分阶段辨病和辨证结合治疗的学术观点。结合中医临床特点和个人长期经验体会，主编了《中医心血管病临床手册》、《中医内科辨病治疗学》、《内科常见难治病中西医结合治疗》、《中医老年病证治枢要》等临床医学专著，对提高中医临床疗效产生了积极的作用。1990年以来，相继承担"八五"、"九五"、"十五"、国家973重大基础规划项目、国家自然基金重点项目、国家新药基金等国家级课题15项，研究领域涉及心肌梗死后心肌组织灌注、介入治疗后再狭窄、动脉粥样硬化不稳定斑块、心室重构和血瘀证等，皆获得显著进展。其中"血瘀证与活血化瘀的研究"获国家科技进步一等奖；其他获得省部级科技成果奖15项。在国内外发表学术论文230篇，主编临床学术专著15部。曾被评为全国中青年医学科技之星，全国中青年中西医结合先进工作者，卫生部突出贡献专家，全国九三学社先进工作者等。

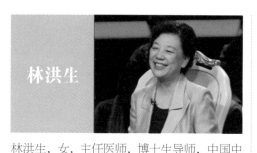

林洪生

林洪生，女，主任医师，博士生导师，中国中医科学院首席研究员，中国中医科学院肿瘤研究所副所长，广安门医院肿瘤科主任，中国中西医结合学会肿瘤专业委员会主任委员，中国抗癌协会传统医学委员会主任委员，世界中医药联合会肿瘤专业委员会副会长，同时兼任全国中医肿瘤医疗中心副主任，国家中医药管理局重点研究室主任，中国肿瘤临床协作中心(CSCO)理事。从医近40年，擅长运用中西医结合方法治疗恶性肿瘤，积累了大量临床经验，特别是在肺癌、乳腺癌、淋巴瘤等病的治疗上，在康复疗养方面有较好的经验和疗效。能充分总结前辈经验，提出自己的独特思路和方法且获得患者好评。在工作中注重临床与科研并重，20世纪70年代创建了肿瘤实验室并开始中医肿瘤的临床与基础研究，带领了中医肿瘤临床循证医学的开展，并于2007年主持建立了广安门医院肿瘤科与美国国立癌症研究所(NCI)的合作交流平台。是国家"九五"、"十五"、"十一五"攻关课题的负责人，承担多项国际合作课题和国家自然基金课题，多次获奖。严谨认真的工作态度和高尚的医德医风获得广泛赞誉。

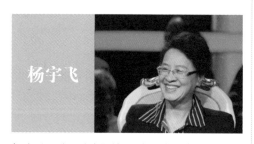

杨宇飞

杨宇飞，女，主任医师，中国中医科学院学科

带头人，西苑医院肿瘤科主任，医学博士，博士生导师，国家中医药管理局首批优秀临床人才。对肿瘤的中西医治疗时机把握准确，对早中期肿瘤术后的长期纯中医治疗抗转移复发有很好的疗效，对中晚期纯中医抗肿瘤治疗有综合治疗方法，一直致力于结直肠癌中医治疗和优势人群研究，所在科室为国家中医药管理局"十一五"结直肠癌专病建设组长单位和"十二五"专科建设单位。发表各类文章百余篇，主编人卫出版社出版学术专著5部，科普类20部，致力于肿瘤科普宣传与推广。目前为北京市政协委员，中华中医药学会肿瘤专业委员会副主任委员；中国老年学学会理事；中国老年学学会肿瘤专业委员会副主任委员；北京抗癌协会中西医结合肿瘤专业委员会副主任委员；世界中医药联合会肿瘤专业委员会常务理事；医师协会中西医结合分会肿瘤专业委员会主任委员。

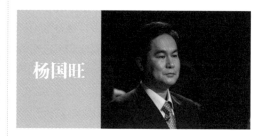

杨国旺

杨国旺，男，首都医科大学附属北京中医医院肿瘤科主任，主任医师，教授。医学博士，研究生导师。主要学术任职包括：北京中医药学会肿瘤专业委员会副主任委员兼秘书长，中华中医药学会肿瘤分会常务委员，首都医科大学肿瘤学系及中医临床学系系务委员，中国中医药研究促进会肿瘤专业委员会常委，中国抗癌协会传统医学委员会委员，中国医师协会中西医结合分会肿瘤病学专家委员会常委，中国中西医结合学会肿瘤专业委员会委员，北京抗癌协会中西医结合委员会委员等。目前是北京市首批健康科普专家，第二届首都群众喜爱的中

6

青年名中医，第三批北京市中医药人才培养计划（125计划）一类人才。长期从事中西医结合肿瘤医疗、教学及科研工作，具备扎实的专业理论基础和丰富的临床经验与技能。主要研究方向为恶性肿瘤多学科治疗规范，中药抑瘤抗转移机制等。

理事长，中国音乐治疗学会理事长。至今以第一作者共发表论著及综述190余篇，主编和参编29部。曾获全国社会科学理论实践成果一等奖、北京市科技进步三等奖、北京市科技进步二等奖等。

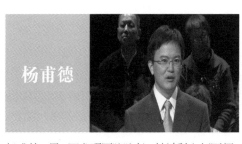

杨甫德，男，回龙观医院院长，精神科主任医师，教授。北京市心理援助热线专家组组长，北京市心理危机研究与干预中心主任，世界卫生组织心理危机研究与培训合作中心主任。担任多家期刊特邀编委，《中国新药杂志》学术审稿人、终审专家，《精神时讯》编辑顾问委员会委员、责任编辑，《中国临床康复杂志》执行编委，《中华医学创新论坛杂志》编委，《中国心理卫生杂志》常务编委、《中华精神科杂志》常务编委、《中华行为医学与脑科学杂志》副总编辑。北京市残疾人康复服务指导中心学术委员会专家，"健康北京人——全民健康促进十年行动规划"（北京市健康促进工作委员会）专家委员会委员，卫生部《2009年卫生标准制（修）订项目计划》中的《医院患者活动场所及坐卧设施安全基本要求》的起草专家，全国敬老护苗行动组织委员会专家，"中国医疗手牵手工程委员会"主席团委员，中华医学会精神医学分会副主任委员，中国医师协会精神科医师分会副会长，海峡两岸医药卫生交流协会精神卫生专家委员会副主任委员兼总干事，中华医学会行为医学分会常务委员，中国医学救援协会公共卫生救援分会常务理事，中国心理卫生协会残疾人分会

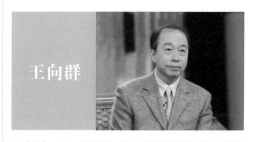

王向群，男，现任北京大学精神卫生研究所暨北京大学第六医院党委书记，精神科主任医师，研究生导师，中央保健委员会、国家卫生计生委保健局保健会诊专家。主要社会兼职是中国心理卫生协会副理事长，中国心理卫生协会心身医学专业委员会主任委员，中华医学会精神病学分会常务委员兼秘书长，北京医学会精神医学专业委员会主任委员，北京健康促进会执行副会长。《中华精神科杂志》编委，《中华医学杂志》编委，《健康心理学杂志》副主编。

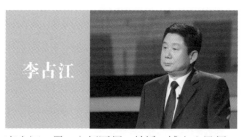

李占江，男，主任医师，教授，博士生导师。现任首都医科大学附属北京安定医院副院长、临床心理学系主任，国家执业医师资格考试临床类别试题开发专家委员会委员、精神科专业组组长，北京市住院医师规范化培训精神科专家委员会主任委员。中国心理卫生协会常务理

事、认知行为治疗专业委员会副主任委员、心理治疗与咨询专业委员会委员。中国睡眠研究会睡眠与心理卫生专业委员会第二届副主任委员。中华精神科杂志第三、第四届编委，中国心理卫生杂志常务编委，中国临床心理学杂志编委，心理科学进展编委等职。自1985年本科毕业以来，一直从事精神科临床、教学、科研及管理工作。主要研究领域为焦虑抑郁障碍与认知行为治疗。以第一或通讯作者发表论文62篇，主编和参与编写（译）书籍20册，获北京市科技进步三等奖2项。近年主持国家级和北京市常见精神疾病认知行为治疗继续教育培训班18次。主持完成国家、市级科研项目6项，以分中心负责人参加3项。目前承担国家自然科学基金、教育部及北京市科技项目4项。

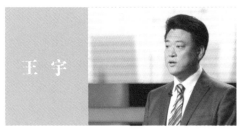

王宇，男，40岁，中共党员，副主任医师、副教授，首都医科大学附属北京同仁医院副院长，兼任中华医学会全科医学分会青年委员，中华医学会急诊医学分会重症医学学组委员，《中华全科医师杂志》编委。主要从事急诊科的医疗、科研、教学工作，在急危重症患者的医疗救治中积累了丰富的经验。同时，多年从事全科医学教学与临床工作。

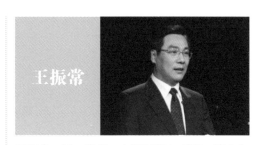

王振常，男，教授，主任医师（二级），博士生导师，首都医科大学附属北京友谊医院副院长。《中华医学杂志》、《中华放射学杂志》等多种核心刊物编委，中华医学会放射学分会常委兼秘书长、头颈影像学组组长。长期从事医学影像的临床、科研和教学工作，专业特长为头颈部影像学。1998～2013年任首都医科大学附属北京同仁医院科主任、影像中心主任，2013年至今任首都医科大学附属北京友谊医院副院长、影像中心主任。作为第一完成人获国家科技进步二等奖1项，省部级一、二等奖各1项，作为主要完成人获得国家科技进步二等奖及省部级奖多项。获全国先进科技工作者，卫生部突出贡献专家，北京市有突出贡献的科学、技术、管理人才，北京卫生系统学科带头人，北京市科技北京百名领军人才等。以第一作者或通讯作者发表论著近200篇，主编专业书籍6部，主译2部，参编专著多部。先后承担国家自然基金、北京市自然基金等多项科研课题。自1998年以来，连续牵头主办"全国头颈部影像诊断专题研讨会"，组织全国专家制定《头颈部CT和MRI扫描规范》，创立中华医学会放射学分会头颈影像学组并担任第一届组长，为推进我国头颈部影像学的发展起到积极作用。

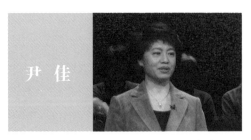

尹佳，女，教授，中华变态反应学分会主任

委员，中国中医科学院北京协和医院变态反应科主任，博士生导师。擅长各种过敏性疾病疑难病症的诊治，尤其擅长过敏性哮喘、过敏性休克、食物过敏、花粉症合并食物过敏、药物过敏和荨麻疹的病因学诊断和治疗。中华临床免疫和变态反应杂志主编；世界变态反应学会（WAO）中国代表、欧洲变态反应学会（EAACI）、美国变态反应学会、哮喘和临床免疫学会（AAAAI）、美国变态反应医师学会（ACAAI）会员；亚太变态反应组织理事会常务理事。2010年获美国ACAAI"国际杰出过敏医生奖"，成为历史上获此荣誉的第一位中国大陆医生。带领全科医生申报的10种过敏原医院制剂中已有9种获北京市药监局正式批准文号。在国内外期刊发表文章50余篇，获国家发明专利6项，获国家级、省部级科研基金7项，共计3600余万元，分别于2010年和2012年获北京协和医院医疗成果一等奖。

市级及院级新技术新项目的奖项5项。曾先后发表学术交流论文及学术核心期刊论文50余篇，并多次赴美国、英国、德国、日本等参加国际变态反应学术交流。率先在国内开展过敏原检测及治疗技术达8项，对国内有争议的IgG抗体与过敏性疾病关系进行了深入研究，并在核心期刊发表了有关文章数篇。从事变态反应临床工作31年，主编、参编了《儿童过敏防治问答》、《变态反应门诊诊疗手册》、《临床变态反应学》、《过敏性鼻炎》、《食物过敏手册》等专业书籍。对过敏性疾病的诊断治疗有着丰富的临床经验，擅长治疗过敏相关性疾病，如湿疹、皮炎、花粉症、过敏性鼻炎、哮喘、慢性复发性口腔溃疡、结肠炎、夜尿症、偏头痛、过敏性紫癜、小儿多动症等疑难杂症，针对病因治疗并取得良好疗效。

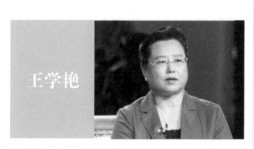

王学艳，女，首都医科大学附属北京世纪坛医院变态反应科主任，主任医师，卫生计生委国家临床重点专科学科带头人。现任中华医学会变态反应学分会全国委员、北京中西医结合学会常务理事、北京医学会理事、北京医学会变态反应分会主任委员，北京中西医结合变态反应学会副主任委员、国家卫生计生委免疫学组专家组成员、《中华实用变态反应和哮喘》杂志编委、《医学综述》杂志编委、《药物不良反应》杂志编委、北京市医疗事故鉴定委员会专家组成员、北京市保健局专家组成员。获得

编者按
leaderette

2005 年，随着人们对健康知识的关注，一档名为《祝你健康》的节目在北京电视台科教频道应运而生，栏目宗旨为"传播党和政府的医疗方针、传播科学医疗卫生知识、服务人民大众健康"。

2008 年奥运会在北京召开，《祝你健康》更名为《健康奥运　健康北京》，成为宣传"健康奥运　健康北京——全民健康活动"的权威平台，其影响力不断扩大。奥运会结束后，2009 年伊始，栏目正式更名为《健康北京》，北京市委宣传部决定将《健康北京》作为中国医药卫生事业发展基金会和北京电视台共同主办的专门向全市人民普及科学医疗卫生知识、服务人民的健康栏目，并成为《健康北京人——全民健康促进十年行动规划（2009～2018 年）》和《健康北京"十二五"发展建设规划》的宣传阵地。

从 2005 年到 2015 年这 10 年间，《健康北京》邀请医学专家、学者共计4520 人次，制作栏目 3285 期，成为全国公认的宣传健康知识的品牌栏目。栏目以丰富的实用性信息、权威的专家资源、专业的解读视角、多媒体手段的综合运用，成为国内健康节目的标杆。三甲医院的专家始终是《健康北京》栏目的主角，保证了栏目的权威性、科学性，为观众提供了学习健康知识的高端平台，成为观众喜爱的健康类栏目，在权威医疗资源和普通百姓之间搭建起互通的桥梁。

随着栏目的日渐丰富，信息含量越来越大，不断有观众在微博、微信上留言，或通过北京电视台热线平台咨询栏目传播的健康知识，为此栏目组决定将相关知识整理加工、提炼编辑成册。在制作过程中，发放调查问卷，了解百姓对健康的需求，在此基础上，完成"健康北京丛书"。本丛书精选了 2006～2014 年《健康北京》栏目播出的 238 位专家的精彩内容，其中，院士 5 人，院长、副院长 60 人，科室主任 102 人。丛书按照人体各大系统的疾病整理归类为 10 册，即可单独成册，又是一个完整的系列，内容既有日常栏目的患者故事，又有健康大课堂的专家讲解。将《健康北京》栏目多年资源进行整合，结合实际病例，概括出常见病及多发病的症状、检查、治疗、病因、预防，结合自测、鉴别，让读者对常见病有基本的了解，能做到正确判断、及早就医。为了方便读者了解每位专家的观点，丛书每册均按专家归类整理。

　　本书在编写过程中得到了众多医学专家的大力支持，在此表示由衷的感谢。如有疏漏之处，恳请广大读者批评指正，并希望大家在阅读过程中提出宝贵的意见和建议。

《健康北京》栏目组

2015 年 11 月

序言
preface

  《健康北京》是北京电视台为筹备 2008 年北京奥运会于 2005 年开播的一个健康栏目，开播之初就作为宣传单位参加了在全市开展的"健康奥运 健康北京——全民健康活动"。历时近两年的健康促进活动，由于政府主导、社会组织推动、全民参与、新闻媒体大造舆论，成效显著，社会反响之大、影响之深，在北京是罕见的，不仅为成功举办奥运会创造了健康、安全、和谐的社会环境，同时也通过奥运会的成功举办，为北京乃至中华民族留下了一份宝贵的健康遗产，为北京全面建设健康城市开拓了道路。

  为了继承和发扬"健康奥运、健康北京、全民健康促进活动"的经验，北京市政府决定，在十年内将北京建成拥有"一流健康环境、一流健康人群、一流服务"的国际性大都市，并于 2009 年制定和发表了《健康北京人——全民健康促进十年行动规划（2009～2018 年）》。2010 年，市委市政府在研究"十二五"经济社会发展规划时，作出了建设健康城市的决策，2011 年发表了《健康北京"十二五"发展建设规划》，在全国大城市中，第一个把健康城市建设列入经济社会发展规划。

  为推动北京健康城市建设的发展，奥运会刚一结束，市委宣传部就决定将参加奥运会宣传的《健康北京》栏目由中国医药发展基金会和北京电视台主办，专门向人民群众宣传健康知识。《健康北京》是在筹备 2008 年奥运会和北京市推进健康城市建设发展的过程中产生的，同时它也是在这个过程中不断改革、创新和完善的。

  《健康北京》开播十年来，栏目组的全体同志和北京地区的医学专家、学者，深入实际，调查研究，不断分析和掌握群众的健康需求，提高栏目的针对性和实效性。《健康北京》栏目拥有一支业务水平高、实践经验足、综合能力强的专家队伍，确保栏目内容的科学性、权威性和实用性。栏目组的同志精心设计专栏，创造赏心悦目的品牌栏目，经过多次改革将演播现场变成大课堂，讲课的专家、主持人、嘉宾、典型病例患者和现场观众一同登场，有问有答，生动活泼，使电视机前的观众身临其境，收视率名列前茅，并对全国各省市电视台开播健康类栏目起到了一定的启示作用。在国家一年一度的健康节目评比中，《健康北京》栏目屡获殊荣。

《健康北京》栏目开播十年，邀请专家学者 4520 余人次，制作节目 3285 期，收看人数据不完全统计为 1.5 亿人次以上，受到北京地区和全国观众的支持和喜爱，他们要求将节目内容编辑出版，惠及全国民众。这部即将与读者见面的《健康北京丛书》，就是应观众的要求出版的。一方面，这套丛书是《健康北京》的专家和栏目组全体同志十年辛勤劳动的智慧成果的汇集，也是向关心和支持栏目的各方领导和观众的感谢和汇报。另一方面，这套丛书的内容十分丰富，是一部普及医学知识的百科全书，对提高广大群众的健康素质具有重要的意义。

中共中央一贯重视人民的健康问题，在中共中央和国务院的领导下，我国的医疗改革取得了举世瞩目的成就，人民的健康水平不断提高，但我国人民的"看病难、看病贵"问题还没有完全解决，有些人对健康在国家经济社会建设中的重要地位和作用的认识不够深刻，我国人民的健康素质同发达国家人民相比还有相当大的差距。健康是生产力，做好普及科学健康知识工作，增强人民体质，把我国建设成人人健康、长寿的国家，是一项长期的任务，我们必须继续努力！

王彦峰

2015 年 8 月

目录
contents

第二部分　心理

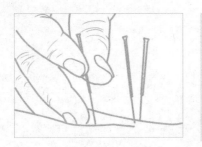

第一部分

中医

第一章

健康身体有"膏"招

讲解人：刘清泉
首都医科大学附属北京中医医院院长、呼吸科主任医师

* 对付咳嗽的秋梨膏您了解多少？

* 膏方的服用剂量有何讲究？

* 应对小儿咳嗽有哪些妙招？

刘清泉，2011 年 2 月 9 日 至 2 月 11 日节目播出，时任北京中医药大学东直门医院副院长。

药店、超市中看似不起眼的秋梨膏，对身体到底有何益处？服用膏方到底有什么禁忌？如何巧用膏方延年益寿、美容养颜、润肺止咳？首都医科大学附属北京中医医院院长、呼吸科主任医师刘清泉为您解答。

* 对付顽固咳嗽的妙药——秋梨膏

在超市和药店都能买到秋梨膏，但是它们是有区别的。药店买到的秋梨膏是用来治病的，对于一些急性病，如发烧、咽燥、咳嗽，甚至咳得胸痛，用秋梨膏止咳效果非常好。超市里买的秋梨膏主要用于健康养生。在日常繁忙的工作中出现了咽喉不适、干燥，而没有明显病态的时候，可以喝一点在超市买的秋梨膏用来缓解疲劳症状。

简单来说，就是在药店买的秋梨膏是药品，是用来治病的，在超市买的秋梨膏是食品，是用来补充营养的，同时有一定的预防疾病、缓解症状的作用。

秋梨膏虽然可以治病，也可以保健养生，但并非对

003

贪吃寒凉食物会导致阳气不足，如果出现面色微黄、略带浮肿以及手脚冰凉的情况，不宜服用秋梨膏，因为这样只会让体质变得更加寒凉。

所有人都适用。寒凉体质的人不适合服用秋梨膏。天气转凉时，如果出现面色微黄、略带浮肿以及手脚冰凉的症状，从中医的角度来看，是阳气不足的表现，可能是贪吃寒凉食物导致的，这类患者就不宜服用秋梨膏。因为秋梨膏的作用是养阴、润肺，此时服用会让体质变得更加寒凉。阳气不足应以温养为主。

* 中医号脉的讲究

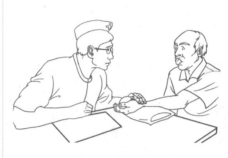

中医号脉时要号两侧，讲究寸、关、尺，三部九候。有人认为号脉很神奇，一切脉治百病，实际上这类看法是错误的。中医讲究望、闻、问、切四诊合参。从患者进诊室时起，医生就看到了患者的状态，这就已经完成了望诊。如果是体质健康的人，表现出的气色自然就会非常好。第一步"望"其实可以解决很多问题。"闻"和"问"是通过发问和听查来进一步了解病情。最后就是切诊，摸摸脉，看看症状。通过摸脉可以知道人体内的气血、阴阳是否协调，是否存在不足。

* 女性不可贪食寒凉的食物或饮料

有些二十七八岁的女性，刚结完婚，无法怀孕生子。医生在询问时发现，她们在来月经的时候，经常吃冰糕、喝冰水，把月经给"吃"没了，从此月经就再也没来。所以，不良的饮食习惯常年累积，最终导致了病态的问题。

很多女性从小就爱吃冷饮，可能会导致很多的病根，在未来显现出病症，如出现月经不调、不孕不育等问题。同时，贪食冷饮还会导致一些体质变化。这类体质对人体在早期可能没有影响，但中年以后则可能出现各种问题，严重时可影响子宫、乳腺、甲状腺等。所以，东方的女性，尤其中国的女性，日常饮食要注意多食温阳的食品。

汉朝的《金匮要略》中提供了一个非常好的食疗方子，同时又可治病——当归生姜羊肉汤。如果没有当归，用羊肉加生姜即可。有人认为羊肉吃完以后容易上火，实际上羊肉不是易上火的食品，它是温阳的食品。只要使用正确的配料、正确的调理方式，它可以发挥出很多优势，同时调和劣势的部分。冬天除了家常用的调料之外，还可以加一点生姜、花椒，可以增加羊肉温阳的效果。到夏天和秋天的时候，可用白萝卜来搭配羊肉，白萝卜和羊肉的有机融合，既可以增加羊肉的温阳之性，又可以解除羊肉的温燥之性。

女性贪吃寒凉的食物或饮料，会对身体造成损伤。青年时可导致不孕症，中年以后容易出现子宫、乳腺、甲状腺等方面的疾病。

* 膏方中必不可少的开胃药

膏方中总有几味药特别常见，如山楂、陈皮等。因为在整个熬膏过程中，糖的成分很多，各种胶类的成分也很多。吃完这些，就像吃了肥肉一样，肥肉吃多了，胃里面会感觉非常难受，此时再吃一点有助消化的食品，感觉就会好很多。膏方中有助消化的药材，如枳壳、山楂、陈皮、砂仁等，这类药物在整个膏方中占的比例非常小，但是它们起到了非常重要的调理胃肠的作用。

为了利于肠胃的消化吸收，医生在开膏方的时候，经常会加入枳壳、山楂、陈皮、砂仁等药材。

* 顺应季节　四季调理

传统意义上的膏方都是冬天服用，从中医理论角度讲，冬天是收藏的季节，滋补的药利于人体的吸收，可以调整体质状态，对人体的健康有好处，所以说冬天用膏方。但实际上，四季都是可以使用膏方的，医生可以根据四季的变化调整合适的膏方。中医中有一个非常好的概念，即春夏养阳，秋冬养阴。若体质偏阴，在养血养阴的同时，春天阳气要生发，注意要加用一些调肝的药物。到了夏天气候是阳热的，医生根据患者的体质状态，治疗用药的同时可以加一些温热的药物养阳。阳热的药物，可能导致人体上火，这就要顺应夏季的气候加一些黄连、黄芪之类的药物，使整个膏方处于一种阴阳、寒热的均衡状态。同时，注意考虑自然气候对人体的影响，选择相应的药物来治疗，四季不同的膏方自然就可以做成了。

* 中药调理　缓解骨质疏松的症状

骨质疏松是老年人的常见病，王女士的体检就查出了这个问题。她担心自己今后发生骨折，于是买了一堆钙片来补钙，不过补了一段日子后，仍不见效，就开始四处打听其他补钙的方法。朋友告诉她膏方也能强健骨骼，防治骨质疏松。那么朋友的推荐是对是错呢？

专家提示

骨质疏松临床表现特点有三种。王女士的表现为其中一种，即睡觉的时候，大概是凌晨前后，容易出现小腿抽筋、疼痛的情况。第二种表现是腰背酸痛、关节疼痛，这也是一大患者类型。第三种表现是患者可能表现为体力的明显下降。这三种表现，从中医来看是三种症状，需要根据不同的特点来选取不同的膏方进行治疗。

中医研究骨质疏松最终会归结为肝肾的不足。因为中医对于骨质疏松的这一认识，所以用滋补肝肾的膏方治疗一部分人的骨质疏松。但仍然有一部分患者不是肝肾不足，而是存在一些血瘀，堵塞脉络。中医通过膏方调整人体气血阴阳的平衡，明显改善症状。但此时测骨骼的钙质含量，是没有明显提高的。钙的丢失是人在整个生命中必须要经历的过程，是人衰老的一种表现。服用膏方的目的是让钙丢得平衡一点，通俗地讲就是别快速地丢。快速丢失钙质，人就会表现出各种症状。所以，中医通过膏方的治疗和其他治疗，能够使钙缓慢丢失、平衡地丢失，就不会出现腰背酸痛，不会出现腿抽筋，甚至使体力减少仍保持一个平衡状态。

钙片的补充对于老年人来说已经晚了。实际上人体从 35 岁左右就开始丢钙，人体每天吸收的钙是有一定量的，60 岁以后再补钙，是很难补上的，所以不如让它丢得慢一点，平衡地丢即可。

* 膏方的服用剂量

医生在开草药制膏时，计算的量一般是一个半月到两个半月的剂量。刚开始吃的时候，普通的白瓷勺，每天吃大半勺即可。随着胃肠适应能力的增强可以每顿吃两勺。过度服用膏方反而会影响效果，就像吃肉一样，吃一块、两块很香，一下子吃两碗就会出现问题。另外，膏方是药，是药都有毒性。所以，每一次的剂量都是固定的，每天不能超过 4～6 勺。一般一天两次，一次 1～2 勺。

中医认为有一部分人骨质疏松是肝肾不足导致的，通过中药调节肝肾平衡可以缓解人体内钙流失导致的症状。一般人从 35 岁左右钙开始丢失，此时应开始补钙。

膏方每次的食用量，刚开始吃的时候是半瓷勺，随着肠胃适应能力增强，可以增加到每次两勺。

身心养护宝典 |
SHENXIN YANGHU BAODIAN

* 膏方作用重在"调"

52岁的陈先生体形不算太瘦，身体非常好，没有特殊的病史，血糖、血压、血脂都正常。只是偶尔觉得疲倦、口干。去医院检查，医生给他开了一副由56味中药组成的膏方，他不明白自己的这点儿小毛病，为什么要用到这么多中药来调理。

专家提示

这恰恰是中医治病的一个特点，病越重、越急，医生给患者开的药越少，集中精力打歼灭战。对处于亚健康或者慢性病状态下的人，开方就非常困难。开10个处方很容易，但是开一副膏方非常难，难在如何调整人体的阴阳、气血的平衡。

对急诊重症的患者，医生可能开的方子只有两三味药，以尽快稳定病情。当患者逐渐好转、病情逐渐稳定，医生的方子就由两三味变成七八味，甚至变成10味，更甚者变成20味。在疾病的危重状态下就要抓主要矛盾，随着病情的好转，主要矛盾不突出了，次要矛盾点就渐渐多了，复杂性就增加了，这时用药很多，药量自然更多。由此可见，中医的治病，在不同的状态、不同的情况下用的方子、用的药都不一样。

* 脾气不好毛病出在哪儿

姚女士40多岁，她来找医生看病的时候，医生第一个问题是，平时是不是爱生气、郁闷、吃不下饭？姚女士很纳闷，看病才几分钟，怎么医生就知道自己有这些毛病。

针对急症的患者，往往病情越重，处方中的药材会开得越少，这样才能有针对性地把病情控制住。针对需要调理身体的亚健康人群，处方的药材反而会比较多，因为这样可以通过微调使身体达到阴阳平衡。

专家提示

姚女士最后的方子大概是 12 味药，12 味药主要用于疏肝理气。类似情况下，在用膏方之前，先用 12 味小药来开胃，把她的胃口调整开，之后再用膏方治疗。实际上患者的根本问题是肝气郁滞，生气只是肝气郁滞的一个诱因。所以，当肝气调整以后，膏方的治疗就要针对她的肝肾不足和气滞。第一次开的方子是在吃膏方之前的一个开路方，要把路打扫清楚，然后再进入治疗方。该方中有养肝滋阴的药、养肝血的药、调肝理气的药，同时还有补肾滋阴的药，这是对她体质的调整。通过调整之后肝脾的功能会强健一点，五脏的功能会更加的协调，爱生气的情况也会减少一些。

* 膏方的服用禁忌

膏方的服用禁忌主要是根据膏方的组成和人体的状态来定的。大家通常用来滋补的方子，里面往往人参和补气的药比较多。大家在服用这类膏方时，不要吃萝卜。因为萝卜是消胀理气的食物，它会降低膏方的疗效。如果是平时阳虚的患者，在服用膏方的过程中不宜吃过多的凉食和冰食。如果是阴虚，则不宜吃麻辣烫，也不宜吃火锅。对于这一类食物，在服用膏方的同时再吃，将消耗掉膏方，使膏方失去作用。

如果医生诊断您是脾虚湿盛的患者，饮食中就要忌甜食。因为吃过多的甜食，对人的脾胃是不好的。所以针对脾虚的患者，在制膏的过程中要少加甚至是不加糖。若感觉膏方过苦，很可能是因为脾虚，故在制膏的过程中把糖减量了。所以，每个患者根据体质状态和用药的不同，饮食禁忌也是不一样的。

服用滋补膏方时不宜吃萝卜，因为萝卜可以消胀理气，会降低人参等补气药材的药效。另外，少吃凉的和辣的食物也是保证药效正常发挥的基础。

* 中西医结合治疗急症功效显著

3个月前陈老先生和孩子着急生气之后,出现头晕、呕吐的症状,送到医院被检查出是高血压和动脉硬化导致的脑出血。抢救虽然很及时,但是出血部位对大脑语言功能的损伤却再也无法弥补。现在有高血压和动脉硬化的老年人非常多,那么中医在治疗这方面疾病上有何作用呢?

专家提示

当今社会,不能忽视西医有非常好的疗效。中西医的有机融合,很可能让治疗效果更好。像陈老先生的情况,脑的出血量很大,患者昏迷,不可能吃药。可以采取手术的办法,清除出血,也可以尝试一些微创的办法,把血抽出来,降低颅压,救命在先。加入中医的有效参与,能够使这类患者的抢救成功率大大提高。在中医院,遇到这类情况,中西医的有机融合,会使很多危重患者转危为安。

中医急诊通常会先采用西医方式抢救,然后融合中医治疗方法,使抢救成功率大大提高。

* 动脉硬化的膏方调理

动脉硬化是一个病理基础,但是不同人表现出的动脉硬化结果不同。动脉硬化以后血管慢慢变窄,导致各器官供血不足。如果供血不足发生在心脏,会出现心慌、胸闷、气短、心绞痛等症状;如果供血不足发生在大脑,会出现头晕、头痛等症状;如果发生在肾脏,会出现肾功能衰竭的症状。

针对动脉硬化导致心脏供血不足而出现的心脏病变,首先,医生要解决心脏的供血问题。心脏缺血后,耐受能力很差,一缺血就会胸闷。通过膏方治疗,改善心脏的心肌细胞,提高它对于缺血状态的耐受能力。其次,要了解动脉硬化是一个非常漫长的过程，它的发病机制也非常复杂，绝不是用一个膏方就可以把硬化的动脉变软的。对于动脉硬化的预防应该尽早，尤其是家族里有动脉硬化病史的人，应该在年轻的时候就进行干预和治疗。

* 冠心病的膏方调理

李老先生在锻炼的过程中突然感觉不舒服，于是他给儿子打电话，及时赶到的李先生把父亲送到附近的医院，经过检查，医生最终诊断是冠心病突发心肌梗死，待病情控制稳定后，医生给李老先生做了支架。那么，中医在治疗冠心病方面又有哪些方法呢？

专家提示

现代医学的发展非常的迅猛。支架、搭桥等治疗手段足以挽救患者的生命，使得心肌梗死的死亡率大大降低。但是为什么会发生心肌梗死？这是因为动脉硬化。动脉硬化导致血管壁变硬，血管变粗糙，李老先生在运动的过程中耗氧量增加，出现氧的比例失调，从而突然诱发心肌梗死。对于这种状态，中医的疗效无法达到现代技术救命的效果。但是不是把支架架好，血管搭好，冠心病就好了？事情并非这样简单，动脉硬化仍然在继续，支架架好以后，支架里面还会再长出新的硬化的斑块，情况会更麻烦。

这时，中医的治疗就可以发挥作用。对于李老先生来说，架完支架后，他就可以进行膏方的治疗。第一，提高心肌细胞的耐缺氧能力，防止出现一些并发症。第二，进一步改善血管的情况，防止在支架里面再长出新的斑块。在冠心病放支架以后再下药，对可能再次发生的血栓来进行干预和治疗，这是中医的优势。

预防冠心病，首先要延缓动脉硬化的发生，再有就是要控制情绪，调整心态。

从临床病案中还可以看出，情绪易激动、平时爱生气、家族有动脉硬化病史的，这一类人容易得心肌梗死。所以，冠心病与情绪和遗传也是有关的。

* 慈禧最爱的菊花延龄膏

菊花延龄膏来源于清朝的古医案，是清朝的宫廷医案里面整理出的一个方子，它里面不是仅菊花一味，但菊花是核心成分。它是根据慈禧的体质状态研制的一个适合于她本人的膏方，不是每个人都可以吃的。慈禧为什么要用菊花，从史书来看，慈禧有肝郁，同时肝郁的结果是出现肝肾不足，所以在用药方面菊花是慈禧的核心药物。菊花可以平肝，还可以清肝，除了菊花之外再加上一些其他滋补肝肾调脾的药，就形成了一个非常好的膏方用于延年。当然这种膏方不是所有人都适用，阴伤的人可以试着用一点。每个人的体质状态不一样，选用的膏方也不一样，同时主攻方面也不一样。胃寒的患者不宜用菊花。这也是有些人喝了菊花茶感觉很舒服，有些人喝完以后胃就很难受的原因。同样的，首乌是治疗白发的一味药，也不是每个人都适用，肝肾不足的人可以用首乌，如果是脾盛阳虚的人，用首乌反而不行。

菊花延龄膏不适合胃寒的人服用，而首乌不适合脾盛阳虚的人服用。

* 应对小儿咳嗽的妙招

一般来讲，小孩在健康的情况下不主张让其吃膏方。因为小孩是至阴至阳之体，任何对于成年人、老年人没有作用或者力量很弱的东西，可能小孩一吃就会导致要么阳热过剩，要么伤了阳气。但是，如果到了秋冬，天气干燥，小孩出现了咳嗽症状，这个时候用一点膏方来缓解这种秋燥或冬燥的情况是完全可以的。可以用一用秋梨膏。没有秋梨膏，在家用一点梨，把核去掉，然后加一点冰糖，如果咳嗽明显的话也可以加一点川贝和杏仁，熬出来给孩子喝。这样的膏不仅口感非常好，而且能够起到润肺、止咳的效果。如果得了肺炎，出现了咳嗽不止的情况，一定要到医院找医生看。如果小孩哮喘急性发作，缓解之后还有点小喘，影响睡眠或影响学习、上课，这种情况下可以找医生开一副膏方。冬天通过膏方治疗以后，哮喘的发生次数就会明显减少。

京白梨去核，与冰糖、川贝、杏仁熬成膏方，对于经常咳嗽的幼儿有润肺、止咳的作用。

第二章

中医"未病"话健康

讲解人：刘清泉
首都医科大学附属北京中医医院院长、呼吸科主任医师

* 您知道什么是"未病"吗？

* 喝粥和饮茶能否调理脾胃？

* 怎样通过巧按穴位保健康？

　　古人说上医治未病，可到底什么是未病呢？生活中怎么吃、怎么动才能治未病？如何抛开未病困扰？首都医科大学附属北京中医医院院长、呼吸科主任医师刘清泉将为您一一揭晓。

* 什么是"未病"

　　"未病"的"未"是未来的意思。好的医生可以治疗未来的病，即在未患病时进行处理。对于"未病"，感觉比较细腻的人往往是能预知的。在初期，会细微地发现自己同健康的时候相比有异样。如原来躺下就能睡着，现在要辗转反侧才能睡着；原来吃饭正常，现在缺少食欲，饭后感觉胃里不舒服；原来精力充沛，连续工作十几个小时都没问题，现在工作3个小时以后就想休息。实际上人经常地对比前期与现在之间的状态，就会分析出问题，这种细微的变化，往往说明身体已经开始向疾病方面发生变化了。

* "未病"不治疗最终会发展为疾病状态

在人的五脏六腑，气血平衡已经开始有一些倾斜的时候，如果及时调整这种倾斜，就可以解决病患。一旦决堤，以后再想把堤补上去，就会非常困难。第一，需要很长的时间；第二，补上以后会形成一块陈旧的"疤痕"，已经落下了病根儿。病根儿存在，即使病好了，也可能在某种情况下影响人体向另一种疾病发展。所以，还是不要给自己留下病根儿。

* 脾胃功能差会出现众多皮肤症状

王女士最近觉得自己脸色不好，于是就做面膜补水，但是几天过去似乎并没有多大改善，王女士就上网查阅让脸色变好的方法，发现自己脸色不好，可能属于健康与疾病之间的一种亚健康状态，之所以出现这种状态，与前段时间工作太多、每天熬夜加班、吃饭没规律有关。

专家提示

王女士的脸色不好给人的感觉是疲劳过度，伤了脾胃。脾胃的运动消化功能不好，会导致脸色萎黄。另外，女性整个面部下垂，面部肌肉不紧绷，眼袋很重，这恰恰也是脾胃功能虚弱的一个表现。王女士确实是亚健康状态，她可以考虑用药物调整一下，也可以考虑改善一下日常的生活饮食。这样就能够使面色很快地恢复。

* 健康是一种状态

健康实际上是一个非常宽泛的概念，从西医、中医、国外、国内等不同标准来看，定义虽有不同，但有很多健康是看一个人的整体状态，包括生理和心理。

相通的地方。一般人理解健康是身体没有任何毛病，这是大家共同认可的想法。健康的标准，即吃饭能达到同龄人的饮食水平，睡眠能够达到 8 个小时，二便通畅，日常的精力也很充足，这就是健康。健康不一定是通过各种证明说身体没有疾病，即使检查后五脏六腑都显示正常，人也有可能是不健康的。健康既包括生理上的健康，又包括心理上的健康。如肿瘤患者经过积极地治疗使身体保持一种状态，饮食、睡眠、大小便正常，心情也好，这就是健康。

* 辨证施治　不再受头痛困扰

电视剧《神医喜来乐》中，有一个中医治疗头痛的方法。用的两种药也是中医治头痛的两种药物，藁本和猪牙皂。猪牙皂最大的特点是气味具有刺激性，多闻可以让人打喷嚏，藁本是止痛的，通过烟熏的方式达到治疗效果，这是中国古代的医生治疗疾病的方法。这两种药治疗的一般是神经性头痛，或者血管扩张性头痛。这类头痛的情况在中医上叫"窍不通"。血管不通畅、络脉不通畅，通过吸入药物以后，一打喷嚏，百脉通畅。

电视剧中的头疼患者体形肥胖，胖人多痰。这种痰湿必阻于络脉，若阻于脑络脉，就会头痛。用猪牙皂加上藁本，其中猪牙皂是一种化痰、开窍的药物，两种熏成烟，熏到鼻子里面，通过取嚏以后，头痛会很快止住。但此方不适宜用于长期治疗头痛。

有的人面红目赤，急躁易怒，一说话就想发火。这类人的头痛中医上称为肝阳头痛。如果这种头痛用现在的疾病来解释，很可能是高血压导致的。这类肝阳上亢的情况不宜用上述取嚏的方法，患者会有危险。因为一旦吸进猪牙皂，就会喷嚏连连。对于高血压的患者就有可能出现血管的问题。所以一定要根据不同的病症选择不同的方法，中医治疗疾病，讲究辨证施治。

* 喝粥调脾胃可修复疲劳状态

中国人有喝粥的饮食习惯，粥既是常见的食物，又符合中国人脾胃消化功能特点。如果用一些合适的食材，比如用大米、小米，里面放点红枣、核桃、芝麻，熬成一碗粥，对调理脾胃有益。所以每天吃一些粥食，会让整个胃肠功能非常好。脾胃的升清降浊功能好了，大脑变得很清楚，浊气降下去了，人的疲倦感就会很快消失。

* 代茶饮 讲究多

拿既是药材又是食材的东西泡水喝是琳琳的一个习惯，最近她学会了一种缓解压力的代茶饮做法，原料是参须 20 克，枸杞 10 克，热水 500 毫升。做法是将参须放入热水中煮开，再加入枸杞用小火煮约 1 分钟。她之所以学做这个茶，是因为她听说人参须可防止衰老、补充元气，增加身体的抵抗力，并能补脾益肺、生津、安神。这个茶真的能缓解压力吗？

专家提示

参须实际上就是人参的根须，它补气的药力相对要弱一点，参须和枸杞同时连续使用，年轻人很可能会出现流鼻血等燥热的情况。

平时吃补药，一定要有技巧，要看身体缺什么。人参和枸杞是气阴双补的药材。如果气本身不是特别虚，尤其在年轻人气盛的情况下，用它补完以后可能会出现年轻的人不太建议用药代茶来喝。枸杞加参须年轻人喝了会出现流鼻血等燥热的情况。

热的问题。参须加枸杞，适合 60 岁以上的老年人。用参须也好，用黄芪也好，经济条件好也可以用点西洋参片，加上点枸杞，选任意两种加在一起熬，该方可能补气作用相对增强一点，对于有些老年人也容易上火，可以加一点白茅根。白茅根放进去，既可以发挥该方补气养阴的作用，同时还不至于把燥热的火升上去，所以对中老年人比较合适。

* "未病"的运动治疗

太极作为一种以柔克刚、四两拨千斤的武功，在武林中占有一席之地。但随着时间的推移，太极不仅是一种用来对抗敌人的方法，更成为大家平日里健身的好选择。

太极在调整人体的状态、缓解压力方面有独到之处。太极包括八段锦、五禽戏等，这些对于调整身体状态是非常好的。中医传统养生法中有很多是治疗未病很好的健身方法，不光有太极，也有其他武术养生法，如站桩和抻筋拔骨。

* 运动治疗——站桩法

站桩法有要领，两脚与肩同宽，放松站立，两耳间连线头顶的百会穴，向上顶起，好像有一根绳在上面拎着一样，自己悬在半空中，这样两肩、两臂可以放松。骶骨像小秤砣一样向下坠，这样上面拔底下坠，整个脊柱处于一个放松的拔长状态。百会向上顶起，尾闾下沉，侧面腰椎有一个生理曲度，如坐高凳，这样尾闾自然就下垂了，膝盖微微弯曲。踝、膝、髋都要放松。这是身体上的放松。再讲心，也就是神志，神志也要安静，这样身心都能得到放松。可以站 10 分钟、20 分钟、半个小时甚至更长时间。最后双手向上捧球，合于胸前，气沉丹田，收功。

* 运动治疗——抻筋拔骨

首先放松站立，双脚比肩稍宽，腰自然放松，从侧面看是一个 C 字形。两个手自然下垂放松，头部包括颈部也一定要放松，自然地下垂。这样人体背侧的膀胱经可以得到充分地舒展。时间根据自己而定，老年高血压或者有体位性眩晕的患者应注意，动作幅度要小，而且起来的时候要慢一点。韧带像皮筋一样，它可以无限伸展，但应以不产生撕裂样疼痛为限。

* 穴位保健康

点穴属于中医保健疗法，是治病中的一种方法。在日常一些急性病发作时，点穴有时也可以把人救过来。如果在日常生活中，经常给某些穴位一点刺激，如揉压，对健康也有保护作用。例如，一个癫痫患者摔倒了，抽搐，往往会按人中穴，患者的抽搐可以缓解。另外，如晕车晕得很厉害，按压内关穴，症状也能缓解一些。内关穴在手腕内侧两根筋中间一横指，与第一道腕横纹交汇处。内关穴除了有止呕的作用，还可以治胸闷、憋气。中医有一句话叫"胸胁内关谋"，意思是说胸部和胁部的病变，从内关穴治疗是有效的。有时候对于那些心绞痛发作不是很严重的患者，在手头没有药的情况下，按压一下内关穴，也能起到一定的缓解作用。

从日常保健来讲，经常用到的穴位是足三里。每个人的足三里位置不一样，在膝盖的大筋两边，靠外侧的穴位叫外犊鼻穴，往下三寸，迎面骨往外一寸的穴位是足三里穴。经常轻揉这个穴位，也能起到保健作用。因为足三里是胃经的一个重要穴位，有调理脾胃、增加脾胃运化的功能，每次按揉 5 ～ 10 分钟即可。

第三章

解读中药救命方

讲解人：刘清泉
首都医科大学附属北京中医医院院长、呼吸科主任医师

* 高热昏迷、脑血管急症用什么药？

* 速效救心丸、硝酸甘油您了解吗？

* 怎样提早发现心脑血管疾病征兆早做预防？

　　您家的药箱，是否常备了各种药物？大家手中的救命药，可能还有很多您不知道的小秘密，首都医科大学附属北京中医医院院长、呼吸科主任医师刘清泉将告诉您如何让常用的心脑血管药物更好地发挥功效。

* 针灸真的能救命吗

　　电影里经常出现的一个镜头：几个汉子抬一个不省人事的男子四处求医，药铺老板闻讯赶来，一针下去，生命垂危的男人便醒转过来，围观的百姓连连称他为神医。

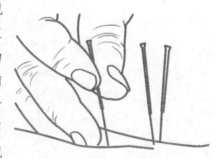

专家提示

　　一些影视作品中的镜头，与实际医学上存在一些差异。影视作品中常有用针灸能够一针把晕厥的患者救醒

的情形，这类患者大多是因为气闭晕厥或者是一种癔病的类型，源于生气、发怒，这时可能扎针就能把患者救过来。类似的如癫痫突然发作，抽搐得很厉害，扎针灸或者穴位按压也能把人救过来。但如果对于抽搐非常严重的癫痫，单纯的针灸可能也很难把患者救过来。

* 中医急救的药物

中医急救的药物有很多，丸、散、膏、丹，是中医常用的。丸、散、膏、丹，是指药的形态。比如比较著名的安宫牛黄丸，它是治疗瘟病的三宝之一，也是急救常用药之一；大家比较熟悉的速效救心丸也是急救治疗的药品。这类药既可以救命又可解除危急状态。

* 安宫牛黄丸主治高热昏迷、脑血管急症

安宫牛黄丸的发明人叫吴鞠通，他是江苏淮安人，清代著名医学家。吴鞠通年幼时攻读科举，但19岁时父亲病故，他就放弃科举从医，后来因擅长治疗急性发热性疾病闻名于世。吴鞠通和张仲景比肩而立，并为我国中医药学史上的两大柱石，所以有"伤寒宗仲景，瘟病有鞠通"之说。他研制的安宫牛黄丸由12味中药组成，主要功用为清热开窍、豁痰解毒，属于中医方剂中的开窍剂，用于治疗瘟热病、热陷心包、中风昏迷、小儿惊厥。

安宫牛黄丸最开始是治疗发烧、高热的，尤其是传染病重症的感染引起的高热昏迷。所以，安宫牛黄丸在中医历史上被称为治疗瘟病的三宝之一。近代研究安宫牛黄丸，发现它对于一些重症也有很好的疗效。

安宫牛黄丸还可以保护脑细胞在缺血的情况下不至于坏死。脑出血、脑梗塞、颅脑外伤，出现昏迷，失去意识，

适用安宫牛黄丸。脑出血以后，血液压制脑细胞，导致脑细胞缺血缺氧。安宫牛黄丸重点不在于疏通血管、止住出血，而在于保护脑细胞，让脑细胞不至于在缺血和受压的情况下坏死。即可使人在短时间内恢复神志，便于医治。

* 服用安宫牛黄丸时神智必须保持清醒

安宫牛黄丸使用有讲究，不建议在家自行服用。因为大多数人不太懂这个药应该如何服用，在家里脑血管病患者出现了高烧昏迷的时候，用错误方法喂食可能会造成不良后果。高热昏迷的脑血管患者往往吞咽困难，在这种情况下患者家属打开药以后，取出药丸，用水稀释一下，再给患者服用，但如果患者咽不下去就会发呛，呛住以后就会导致一系列问题。另一种情况是有些家属过于着急，把安宫牛黄丸拿出来以后，把患者嘴翘开放进去，患者只是含住了药，这时药可能往下滑，以致直接堵住气管。所以，这个药一定要注意小心服用。

如果患者神志清楚，家属可以化一化安宫牛黄丸，再让患者咽下去。患者神志一旦不清楚，一定要有医院的医生给患者下胃管再往里下药，或者采用其他途径服药，千万不要在家里自行给患者灌药。

* 速效救心丸能缓解情绪激动诱发的心绞痛

生气是导致心血管病，尤其是心绞痛发作的主要原因之一。速效救心丸主要的成分是川芎和冰片。冰片是一种像盐一样的、芳香开窍的药物，川芎也是芳香活血温通的药物。过去五月初五端午节做的香囊里面，香的味道实际上就是川芎的味道。两个药一起使用具有很好

安宫牛黄丸主要对于高热昏迷以及脑血管急症的患者有治疗功效，无论是脑梗塞还是脑出血患者，服用后可以让脑细胞不至于在缺血和受压的情况下坏死。

的行气、开窍、通脉、止痛的作用,用来治疗冠心病引起的心绞痛。但是并不适合所有的心绞痛,因为这两种药偏于温,还伤人的阴液,对于阴伤的患者不适合用。每个患者不一样,如果患者是寒凝气滞的,用它是很有效的;如果是阴伤气虚的用它可能反而效果不好。

* 硝酸甘油急救护心

诺贝尔制造炸药时,曾把硝酸甘油作为主要原料之一。晚年的诺贝尔患有严重的心绞痛,医生让他服用"硝酸甘油"的药,却遭到他激烈反对。诺贝尔不接受硝酸甘油治疗,是因为其作用机制并没有被破解。诺贝尔去世后,这一课题吸引了无数科学家,对硝酸甘油如何对心绞痛有特效展开了深入的研究。陆续发现:硝酸甘油能舒张血管平滑肌,从而扩张血管。诺贝尔不会想到,他认为仅仅是一种破坏性的物质——硝酸甘油,却是可以延长他生命的金钥匙。

硝酸甘油是西医用于治疗心绞痛百年不衰的药物,它的作用机制也越来越明确。它主要是能够扩张冠状动脉,增加冠脉的流量,保护心脏。另外它还可以导致人体内的一氧化氮含量的改变,一氧化氮也可以扩张血管,保护心脏。诺贝尔常年接触这种爆炸类的药物,由于经常吸入,他体内对于硝酸甘油已经产生了抗体,所以他食用这种药不一定有效。也就是说在日常治疗冠心病的过程中,家里都备有硝酸甘油,不舒服时就习惯性地含一片,这是不对的。原因有二:第一,容易产生对硝酸甘油的依赖,再吃就没有效果了;第二,硝酸甘油是扩张血管的。如果心绞痛时医生给患者硝酸甘油,第一次含着的时候大部分人都有感觉,含完以后头胀痛、脸红,类似反应是由血管扩张导致的。如果反复地含硝酸甘油的话，血管扩张得很厉害，这就会导致人体血液重新分布，出现休克。一旦出现休克，心脏的供血变差，心血管的疾病就会更为严重，反而诱发一些恶性的不良事件。所以，任何一种药都要合理、准确地使用，反之掌握不好时机，不合理使用，很可能会让药的不良反应无限扩大，有效的机制无限缩小。

硝酸甘油能够扩张冠状动脉血管，保护心脏。但是，如果反复或者不合理服用则可能扩大药物的不良反应，减小药物有效机制。

* 硝酸甘油服用禁忌

如果患者血压一直偏低，又有心绞痛的话，在含服硝酸甘油时一定要注意，它容易导致血压降低。另外，患有青光眼的患者用硝酸甘油也要小心，它容易使青光眼的压力增加，加重症状。颅内压高、脑出血这类患者，用硝酸甘油等扩张血管的药物都是不合适的。硝酸甘油和另外一些扩张血管的药物重叠作用，会出现恶性事件。

* 有病早防　急病别拖

45 岁的乔先生在从北戴河旅游回北京的路上，突然觉得胸口疼，马上将随身携带的硝酸甘油舌下含服了 2 粒，吃了药后乔先生胸口疼的感觉轻了一些，可是当他换姿势后，心脏疼痛再次向他袭来，而且更加厉害。乔先生的朋友马上把他送到最近的医院，医生得知乔先生心脏疼已经有 10 个小时，造影结果显示他的主动脉百分之百堵塞，立即将乔先生送往手术室急救。

专家提示

乔先生实际上是非常典型的面色萎黄、肥胖体态，他日常的生活不规律，奔波劳累，伤了脾胃。脾胃损伤会化生一些痰浊内湿，痰浊这种湿浊内停以后就会发生瘀血，在体内来回运转，日久就会出现这种状态。要想抑制这种状态的发生，就需要在日常生活中学会用治未病的理念来指导健康。如果出现轻微的症状，要及时到医院去检查。感觉有一些不适的症状，如以前能一口气上五楼，现在上五楼后感觉胸闷，甚至气不够用，这就预示着心脏对于运动的承受力出现了问题，需要去医院检查，千万不要等到血管全部堵死，那时无论采取什么样的手段，坏死的心肌也无法再生，因此早期预防至关重要。

在中医的理论中，预防心血管疾病的年龄应该往前推到二十几岁。因为现代人在二十几岁生活劳累，饮食不规律，如果此时不关注心脏疾病的预防，到了三十几岁有些病已基本形成。以前认为的那些老年病，现在越来越中年化，甚至年轻化了。

现代人的生活富足了，不能再以吃饱为核心，应该以吃少为核心。通过一日三餐来保护自己的脾胃，这是最好的养生方法。早饭要吃好，午饭要吃饱，晚饭要吃少，如果一日三餐掌握好规律，预防的基石就基本形成了。

*穴位按摩保护心脑血管

日常刺激穴位可能对心脏有一定的保护作用，比如内关穴。另外，腕横线这一串有三个穴位，这三个穴位对人的心、肺有帮助。心经和肺经的三个穴位都在此，所以对这个地方经常揉压、刺激对心脏也有保护作用。

在胸骨的中间，两乳头的连线和胸骨的交叉处，是檀中穴。经常揉一揉这个穴位，对于心肺有很好的调整作用。当然，长期坚持很重要。

第四章

远离脑卒中的困扰

讲解人：张允岭
北京中医药大学东方医院院长、神经内科主任医师

* 脑卒中哪类人群高发？
* 脑卒中有哪些前兆？
* 中医如何有效预防脑卒中？

脑卒中与半身不遂能划等号吗？它的严重性您知道多少？脑卒中有哪些蛛丝马迹可以给老年人提前预警？北京中医药大学东方医院院长、神经内科主任医师张允岭为您讲解。

* 正确认识脑卒中

杨先生 79 岁，在家中突然身体不适被送往医院进行抢救，经过医生的努力终于脱离了生命危险。但是他的半侧身体出现了肢体障碍，而且出现口齿不清的症状。

专家提示

这是典型的脑卒中患者的发病过程，急性发作，半身不遂，语言障碍。简单来说，脑卒中包括脑梗塞和脑出血。脑卒中起病快，就像刮风一样，风过人倒，因此也被称为脑中风。

* 脑卒中的高发人群

患有高血压、高血脂、糖尿病、冠心病等疾病的人，

患有高血压、高血脂、高血糖、冠心病等疾病的人，都是脑卒中的高危人群。

发生脑卒中会使患者脑脉运行不畅、瘀血阻滞，不但会威胁患者的生命，落下严重的后遗症，而且非常容易复发。所以一定要预防脑卒中的发生。

脑卒中发作前，可能会出现头晕、恶心、肢体麻木等先兆症状，当判断患者发生脑梗塞，病发后 2～4 小时，可选核磁共振作为检查方法，即可明确诊断，当判断患者为脑出血时则首选 CT 检查来诊断病情。

通常正气虚弱、内伤积损、脏腑功能失调，容易导致人体痰热内生、心火亢盛、气血逆乱、上冲犯脑，从而引起脑卒中的发作。所以，上述体质的人群，要注意调节自身的阴阳平衡，防止脑卒中的发生。

另外，如果家族当中父母双方都有脑卒中的病史，那么子女们应该高度警惕，因为脑卒中具有家族倾向。

* 发生脑卒中的严重性

脑卒中的严重性主要有三点。第一，脑卒中属于急性发作，发病可以致命，死亡率高。第二，脑卒中发病后，患者即便及时得到治疗，也可能落下半身不遂的后遗症。第三，脑卒中有复发风险。脑卒中容易复发，患者需谨慎对待。

* 发现脑卒中的前兆

脑卒中的前兆很微小，比较难捕捉。临床患者在被医生询问时，一般可回忆起出现眼睛黑蒙、抬眼困难、舌麻、肢体麻木、头晕、头痛、恶心、呕吐、语言表达不清楚等症状中的一两种。但是这些症状的发生仅在一瞬间，为一过性的问题。通过大量的患者症状的积累，可以认为中老年人若出现了这些一过性的症状，即有可能发生脑卒中，但是这并不绝对。尽管它不确切，但可以帮助提高警惕。

* 脑卒中须及早救治

脑卒中里有一类叫进展性脑卒中，指发病后用药但病情并未明显好转，前一天肢体还能正常活动，还能正常说话，后一天却病情加重，甚至可能出现意识模糊。进展性脑卒中会造成血管进一步闭塞，须及早救治。

现在对于病情治疗都有时间窗，脑卒中也一样，超早期、急性期、恢复期和后遗期的治疗办法都是不同的，早期的治疗非常必要。

* 怎样预防脑卒中

预防脑卒中要注意三个方面。第一，控制基础病。血压、血糖要控制达标，这样能将危险因素降到最低。第二，养成良好的生活习惯。要保证规律饮食，戒掉饮酒、吸烟、作息时间没有规律等坏习惯。第三，进行适当的体育锻炼。注意锻炼要因人而异、量力而行，过度锻炼会适得其反。

* 怎样防止脑卒中复发

李女士57岁，一天她在家中突然晕倒，被家人发现后立即送往医院进行抢救。医生诊断为突发性脑卒中，由于抢救及时，她很快脱离了危险。出院时医生特别提醒她，要注意脑卒中再次复发的危险。

专家提示

脑卒中在一年内的复发率非常高，中医常用针灸、针刺、理疗、按摩等综合疗法，将病情维持在稳定范围内，促进功能恢复，防止再次复发。

脑卒中患者发病时，病情有可能逐渐加重，演变成为进展性脑卒中，造成血管进一步闭塞，一定要在发病时及早进行救治，防止病情加重。

预防脑卒中发作，首先要控制自身基础疾病，而且要戒烟、戒酒，做到有规律地生活，也要进行适当的体育锻炼，以增强身体素质。

第五章

战胜脑卒中后遗症

讲解人：张允岭

北京中医药大学东方医院院长、神经内科主任医师

* 脑卒中后遗症有哪些？
* 怎样摆脱脑卒中后遗症？
* 脑卒中患者家属要注意什么？

　　超过 70% 的患者在脑卒中后出现不同程度的功能残疾。半身不遂、肢体活动障碍，包括一侧肢体的麻木或者是疼痛、手动作不灵活、腿走路画弧、一瘸一拐等，有的患者还会出现语言障碍、吞咽发呛等后遗症，这些都是脑卒中发生后常见的遗留问题。

　　怎样面对脑卒中后遗症？康复治疗要通过哪些方面的努力？家属能够做到的又有哪些？北京中医药大学东方医院院长、神经内科主任医师张允岭为您讲解。

* 脑卒中的康复方法

　　李先生突发脑卒中入院，虽然得到了及时的救治，但是脑卒中还是给他的肢体和语言功能留下了障碍。医生为他进行了一系列的康复治疗，一段时间之后，李先生已经能够独立行走，他的语言功能也有了一定的恢复。

专家提示

　　常见的康复误区：康复过于急切，康复量过大或不足，姿势不正确。运动康复要尽早，在急性期就可以开展，

只要生命体征稳定就可以做肢体功能锻炼。需要特别注意的是，姿势和方法不正确的运动都是有害的，运动康复一定要在专业的康复医师指导下，甚至是在专业的康复医师直接操作下完成。

* 康复治疗要采取合理的方法

康复治疗要被动和主动相结合。首先是被动的，因为患者没有足够大的肌力，所以应该由康复师帮助患者进行。其次是主动的，当患者做到可以自己锻炼时，要进行自主锻炼，但是一定要方法正确，起到拉伸肌肉的作用。

* 练习说话由易到难

脑卒中后的语言障碍也要通过练习来慢慢康复。练习说话的基本原则是由易到难，当然也要根据患者情况来定。可以先从口的爆发音开始，进一步就是舌下音，舌头打个圈，舌尖必须上抬，如"吃"字，就有一定难度。然后就是简单的词汇，如"吃饭"，难度又提升了一点。再慢慢过渡到一个单句，逐渐地提高难度。

一般来说，家庭语言训练是这样的过程：患者出院的时候只能说单独的几个字，慢慢地几个月以后，在家属和患者的努力下，患者就能表达单句了，再进一步就能把病史、这一段时间的感觉陈述出来，尽管结结巴巴，但是能够表达了，这就是语言功能康复和锻炼的结果。可以让患者在有一定语言功能的情况下念报纸，注意不是看报纸，而是要念出声。脑卒中患者的家属，一定要像对待一个几岁的小孩一样有耐心，让患者从最简单的一个单字，到一个词，再到一个成语，然后一串句子地

因脑卒中产生肢体运动障碍后遗症的患者，可在药物治疗的同时，因时因地因人地结合针灸、按摩、药物泡脚等方法，调节阴阳、活血通络、温经通阳，同时还能止痛消肿，尽快恢复肢体功能。

因脑卒中造成语言功能障碍的患者，可以从易而难地接受语言功能的系统锻炼，并配合中医针灸治疗，从而起到补气、泻火、通经络的作用，使语言功能恢复到最好的效果。

练习，坚持锻炼，循序渐进地恢复。

＊脑卒中后的心理缓解非常重要

脑卒中在保住患者生命以后，肢体功能和语言功能的恢复都有办法，现在越来越受重视的还有认知功能的康复。脑卒中后的抑郁问题、痴呆问题都属于或在一定程度上涉及认知的问题。

当脑卒中患者度过急性期进入恢复期后，就要及时进行心理康复。首先要进行心理咨询，脑卒中患者会有心理压力，要想办法缓解这种压力，让患者看到康复的进展，对康复抱有希望。另外，要对患者进行教育，诱导启发，进行鼓励，让他用积极的态度来面对问题。必要的时候还可以给有严重心理障碍的患者服用一些相关的药物。

＊脑卒中患者的家属应怎样照顾

脑卒中患者家属也要有正确的做法：第一，注意饮食平衡，应该控制患者对高脂、高糖食物的摄入量；第二，要帮助患者进行康复训练，但是强度要因人而异，量力而行，适度锻炼；第三，要给予患者充分的理解和宽松的环境；第四，要鼓励患者，经常进行语言沟通和心理沟通。对于脑卒中患者康复来说，健康的表现就是能够同时具备以下三个要素：一是躯体健康；二是心理健康；三是适应环境。

当患者患脑卒中留下后遗症导致心情忧郁时，属于情志不舒、肝气郁滞，可在医生的指导下服用佛手、陈皮、郁金、白芍等具有疏肝解郁功效的药物，帮助患者调整心理状态。

脑卒中患者饮食应该以低盐、低脂、低淀粉、低胆固醇、高纤维素与高矿物质为原则。平时可适量食用黑木耳、核桃、桂圆、海带等食物，这对于减少脑卒中发生、防止脑卒中恶化或复发都是相当有益的。

第六章

寻找丢失的记忆

讲解人：张允岭

北京中医药大学东方医院院长、神经内科主任医师

* 老年人说话突然颠三倒四是老年痴呆的表现吗？
* 痴呆可以自测和预防吗？

健忘、易怒，老年痴呆会让人性情大变？积极治疗，科学预防，老年痴呆可以不再可怕。关心健康、预防老年痴呆，北京中医药大学东方医院院长、神经内科主任医师张允岭为您讲解。

* 部分老年痴呆与脑血管疾病有关

中国现有老年痴呆患者 800 万人，这其中有一类患者的表现是阶段性糊涂，即某个阶段好一些，再过一个阶段又糊涂了，症状反复，这是血管性痴呆发生的过程，它有个典型特点叫作功能的斑片状脱失。因为我国高血压等慢性疾病的发病率很高，所以我国因血管原因导致的老年痴呆比例也比较高。

* 老年痴呆的诊断标准

判断老年痴呆，首先，确定是否有痴呆综合征的表现。其次，确定是否有血管源因素。比如在患有高血压、高血脂、高血糖的情况下，脑部的动脉血管包括颈部的血管及大血管出现问题，影响整个脑部的血液循环状态，就会出

老年痴呆通常是因为人体正气虚弱、肝肾亏虚，导致气血逆乱、上冲犯脑、痰浊阻窍，所以要注意调节人体阴阳平衡，预防脑血管疾病，避免患老年痴呆。

现血管源的危险因素。最后，就是要判断认知功能障碍痴呆综合征和血管源因素之间是否有关。在明确这三点之后，基本就可以对血管性痴呆做出判断。

* 痴呆综合征的自测方法

老年痴呆患者由于自身控制力受限，所以生活中要让患者远离危险因素，保持情绪稳定。

检查是否有以下状态出现：一是记忆力减退以及语言功能受损，如在谈话过程中突然卡住。二是迷失方向。三是做事缺乏主动性或失去动机。老年痴呆无论是血管性痴呆还是脑组织变性导致的痴呆，突出表现是变懒或者做事情漫无目的。四是忧郁。五是攻击性行为，有自伤或者是伤人的危险。一旦出现上述情况就应该引起警惕，及时就医。

* 语言颠三倒四　不同情况需判断

如果发现自己有记忆力减退的情况，可到医院进行全面系统的检查，以便发现病情,及早治疗。

精神高度紧张会造成忘词和语言颠三倒四，此种情况不能算是痴呆。

量表检测是痴呆诊断的辅助工具，对空间、周围环境有着严格的要求。还要求医生和被试者有沟通，情绪稳定再进行交流。

* 基础病与老年痴呆的关系

王先生 67 岁，长期患有高血压，最近一年来他的记忆力变得越来越差，总是爱忘事，有时根本记不起自己住在哪里。他到医院做检测，医生为他做了一个简单的测试，让他拼一个红色的正方形。王先生用了很长时间，可最后的结果却失败了。他这是怎么了？到底是什么原因让他变成现在这个样子呢？

专家提示

　　王先生很显然出现了认知功能障碍，主要表现为视空间障碍。老先生素有高血压、高血脂等基础病，在这些高危因素下，出现了脑卒中，随后出现了血管性痴呆。

　　高血压、高血脂、高血糖、血液黏稠度高都是脑卒中患者的高危因素，脑卒中后，由于血管的病变导致了脑组织的改变、损坏，继发功能下降，就会发生痴呆。

* 中西医治疗延缓病情发展

　　痴呆是一种不可逆转的疾病，中西医的治疗目的就是把病情稳定住，延缓它的进展。中医治疗是综合治疗，主要有药物、针刺、按摩等方法，还有早期患者的气功疗法。在药物治疗方面是个体化的辨证施治，虽然都是老年人，都患有老年痴呆，但是病情表现是不一样的，各有各的特点。

* 老年痴呆的预防方法

　　第一，生活态度方面，不要懒惰，要对生活充满热情，情绪不能大起大落。

　　第二，饮食方面，要均衡膳食，可以适量食用桂圆、核桃等健脑食物。一些养脑、护脑的中药，可以作为饮食的补充。人参一类补品最好在医生指导下服用。

　　第三，按摩穴位也可预防老年痴呆。头顶两耳连线是百会穴，手指叩百会穴，左右手交替进行20次左右，并按压内关、足三里，一两分钟即可。

患有高血压、高血脂、糖尿病等疾病的人群，容易导致人体痰热内升、心火亢盛，造成脑部气血逆乱，所以上述人群，要注意控制自身疾病，才能有效地预防痴呆。

预防痴呆要勤锻炼、多动脑，可适量食用桂圆、核桃等健脑食物，也可晨起按压百会、内关、足三里等穴位，以起到益气、活血、健脑的作用。

第七章

糖尿病患者的生活习惯

讲解人：仝小林
中国中医科学院广安门医院副院长、内分泌科主任医师

* 预防糖尿病，吃饭的先后顺序怎样才正确？
* 糖尿病患者缓解便秘和腹泻有哪些小妙招？

糖尿病是一种慢性疾病，治疗糖尿病很重要，预防糖尿病更重要。中医认为健康是一种平衡，从健康到疾病的过程中，当吃得不平衡、喝得不平衡的时候，就引起了疾病，疾病就是一种身体失衡的状态。所以防治糖尿病的主要精力应该放在未病的阶段，在健康的时候就注意自己的生活方式。糖尿病患者究竟应该怎样吃喝？中国中医科学院广安门医院副院长、内分泌科主任医师仝小林为您解答。

* 糖尿病患者的"吃"

糖尿病患者的饮食需要注意控制。即使糖尿病患者很瘦，但还是要控制饮食。胖的人需要减肥，但过度要求，最后可能造成营养不良，反倒对身体造成损害。

吃的方面可以总结为以下几句顺口溜：一堆粮食没多少，早吃早完早报销，总量控制调结构，以素为主序颠倒，木耳蘑菇加魔芋，吃饱肚子就行了。粗茶淡饭荤素配，水果蔬菜比肉好。控制总量八分饱，进食先后讲顺序。

习惯上，看着一桌子菜，先吃最好的，最好的往往是最有营养的。但实际上吃的时候应该先喝汤，再吃青菜，吃完青菜再吃点荤菜。

木耳、蘑菇、魔芋吃下去会有饱腹感，而且木耳所含能量很少，本身又有很多的保健作用，对人体血液循环的改善、对通便都有非常好的作用。但是吃木耳、蘑菇、魔芋时，不要加入肉类，尽量凉拌木耳、素炒魔芋或者炖蘑菇汤，清淡一点。

* 糖尿病患者的"喝"

早起一杯凉白开，稀释血液通便好，白天多喝清绿茶，补足水分促利尿，每天两勺老陈醋，软化血管清肠道，每天一杯鲜榨汁，补充维他抗衰老。

每天早上起来一杯白开水非常好，尤其是老年人的血液比较黏稠，入睡后血液循环比较缓慢，所以晚上备一杯凉白开，早上起来第一个任务就把凉白开喝进去，喝了之后再开始散步、做家务。

20世纪五六十年代曾经有一个调查，山西患高血压、糖尿病的人比例非常低，在全国位于最低档次，这与当地人喜欢用醋有一定关系。醋应该和菜配合起来吃，每天两勺醋分配在一日三餐的饮食中。醋对软化血管有好处，另外醋可以清理肠道，酸性的东西能够把油清除掉。

吃不太成熟的水果不会增加血糖。比如，糖尿病患者不能吃又甜又脆的苹果，可以吃偏青的苹果，青苹果里面有很多人体需要的维生素。也可以选择偏青的猕猴桃、偏青的梨，榨成汁饮用。如果觉得汁液发涩发苦，可以稍微加一点木糖醇，这样既摄取了水果又不增加血糖，一举两得。

①吃饭的正确顺序应该是先喝汤，再吃青菜，最后吃点肉。②多吃木耳、蘑菇和魔芋，它们具有通便和改善人体血液循环的作用。

①糖尿病患者清晨一杯白开水，每天两勺老陈醋。②糖尿病患者可以选择不甜的或是不太成熟的水果榨成汁，加些木糖醇每天饮用。

* 糖尿病患者的"拉撒"

有 50% 的糖尿病患者有不同程度的便秘。高血糖本身会消耗掉大量的水分，容易造成胃肠道水分的缺乏。另外，糖尿病患者患病时间到了一定程度，比如十年以上，胃肠道的损伤就会出现，早晨起来先揉揉肚子是一个很好的办法。

在人的胃肠道中，大便通过升结肠、横结肠、降结肠，最后到乙状结肠排出去，所以要以肚脐为中心顺时针揉，这个方向是促进排便的。糖尿病患者有的便秘、有的腹泻，腹泻的时候可以逆时针揉。

便秘臭干无力气，毒素吸收容颜老，醒来揉肚三百下，凉白一杯散步调，梨汁柚子木耳蘑，蜂蜜加速清肠尿，严重便秘服泻药，睡前一次效果好。

* 糖尿病患者的"睡"

糖尿病患者每天一个子午觉，午觉缓冲，子觉修整。十一点到十三点是午时，晚上二十三点到次日一点是子时。这两个时辰的觉传统叫作子午觉，这两个时辰的睡眠非常关键，尤其到了一定年纪之后，睡好这两个觉，整天的睡眠稍微少一点都没关系。

便秘时可以肚脐为中心顺时针揉肚子三百下，腹泻时可以逆时针揉肚子三百下，需要注意的是，揉肚子时，双手至少要压进肚子半寸左右才有效。

每天中午的十一点到十三点，每天晚上的二十三点到次日凌晨一点，要睡好子午觉，能够精神一整天。

第八章

巧治糖尿病并发症

讲解人：仝小林
中国中医科学院广安门医院副院长、内分泌科主任医师

* 怎样通过观察舌底血管发现糖尿病并发症？
* 水蛭粉对延缓肾功能衰竭有什么作用？
* 中医怎样进行治疗糖尿病神经病变？

糖尿病治疗的最终目的是防止出现糖尿病并发症，如果出现并发症，更要及时进行治疗。糖尿病的并发症有哪些呢？又该如何预防和治疗呢？中国中医科学院广安门医院副院长、内分泌科主任医师仝小林为您解答。

* 糖尿病并发症的监测方法

长期患有糖尿病的患者都被脉病和络病困扰着。中医里所说的脉病主要就是心、脑等大血管病变，而络病则包括了眼底、肾脏等微血管病变以及神经病变。出现这些病变，就意味着已经进入了糖尿病最严重的阶段。

有一个很简单的方法可以检查：舌头往上翘，观察自己的舌底。正常血管呈现蓝色且走向是直的。异常的血管颜色发黑，整个血管是迂曲的。通过镜子观察舌底血管是否有增粗、迂曲、发黑，如果有这种情况，则表示循环不好。但具体到哪一个脏器出现问题，还要做进一步的检查。

糖尿病患者要观察舌底血管，如果血管增粗、迂曲、发黑，提示您可能出现了血管方面的并发症，应及时就医。

* 糖尿病肾病

72 岁的王女士,早在 30 年前就患上了糖尿病,去年年初,她发现自己的双腿开始肿胀,到医院检查。医生怀疑她的肾脏出了问题,让她先去查尿蛋白。几天后,化验结果显示,她的微量白蛋白排泄率在 200 微克每分钟以上,医生诊断她患上的是糖尿病肾病,而且已经出现了肾功能衰竭。

专家提示

糖尿病的并发症可以分成两大类:一类是大血管的并发症;另一类是微血管的并发症。中医把大血管病变称为脉病,微血管病变称为络病。

脉病,如果是心脏和脑出现病变,后果会更严重,可能会导致急性心肌梗死、急性脑梗塞,救助不及时就会导致死亡。微血管的多数病变也可能导致死亡。比如肾脏病,出现水肿或者胃肠道反应,如恶心、呕吐等情况,会危及生命。如果检查血色素出现贫血、肾性的高血压,这些也是比较严重的情况。

糖尿病肾病早期没有明显症状,到了一定程度才出现症状,如浮肿。王女士已经出现了浮肿,可能有大量的蛋白尿,再进一步可能出现肾功能的衰竭。

水蛭经常被用来治疗糖尿病肾病。有一位糖尿病的患者,患肾病多年,但是一直维持得非常稳定,肌酐一直不再增高,秘方就是每天吃水蛭粉。水蛭是水稻田里边的蚂蟥,蚂蟥叮在人身上能吸血,使血不凝固。水蛭还能入药,是治疗肾脏病非常好的药,可从药店买来打成粉吃,每天吃 3 克的水蛭粉,长期吃可以对防止肾功能的进一步恶化、延缓肾功能衰竭起到很好的作用,但一定要在医生指导下服用,不能自己盲目服用。

络病可以尽早开始干预，用复方丹参滴丸预防糖尿病肾病，推迟并发症出现的时间。丹参滴丸预防量按照一次十颗、一天三次即可，同时要根据医生的诊断来服用。肾病也是如此，如果肾病出现蛋白尿的时候，治疗量要更大一些。

糖尿病肾病早期没有症状，水蛭粉可以延缓肾功能的衰竭，也可服用复方丹参滴丸来预防糖尿病肾病。

* 糖尿病神经病变

高先生67岁，2010年春节刚过，他就感到自己的腿脚有些异常。双腿像木棍一样，又麻又沉，迈不开步。高先生来到医院，经检查得知他已经出现了双下肢的周围神经病变。

专家提示

神经病变是糖尿病十分常见的并发症。神经病变主要是糖尿病的周围神经病变，远离心脏的四肢，经常出现病变。表现为疼、麻木、凉，有的还表现为热。这是感觉神经的一种障碍，由微循环受到了影响引起。根据患者症状，并借助于现代医学的肌电图和感觉神经测定诊断，可判断是否有糖尿病周围神经病变。

治疗神经病变经常使用的药材是黄芪。黄芪是补气的药，它对于疏通血管、疏通神经效果非常好。另外，制川草乌对于治疗疼痛为主的神经病变效果也非常好，但必须在医生的指导下服用。因为制川草乌有毒性，必须炮制去除毒性后才可使用。也可以把三七和当归作为保健的食品，在煲汤的时候加一点，比如三七放3～5克、当归放5～10克即可。

还有一些简单易行的物理疗法可以在家自行操作。首先是盘腿坐。两条腿盘起来，盘到腿麻，最好是麻到没有知觉，然后再逐渐放开。盘腿时整个循环会进一步盘腿坐压麻后放松，拍打麻木部位，按压足三里穴，用桂枝、麻黄等中药泡脚，都可以改善微循环。

地受阻，循环更加不好，但是放开时循环就开始明显地改善，血液灌注明显增加。这对于神经病变，特别是疼、麻木、凉的症状，疗效非常好。

其次，当手或者脚麻木的时候，可以用拍手的方法，拍到手发红，因为末梢神经病变是在表皮，所以拍打可以改善局部的循环。另外也可以用按摩器，常用的按摩器一头是大而圆，另一头是小而尖。可以在足三里穴位（足三里穴上）用按摩器尖头对着穴位振动，在感觉到麻木的地方用圆头振动，都可以改善局部的循环。

最后，对神经病变还可以用泡脚的方法。经常用麻黄、桂枝、透骨草、艾叶、大葱、生姜组合在一起泡脚，目的就是使血管和病变神经周围的循环得到改善。这些都是发汗的药物，通过发汗，使末梢神经循环得到改善。口服的中药药渣也可以用来泡脚。

* 糖尿病的皮肤异常

糖尿病的皮肤温度异常是一种感觉障碍。本来皮肤不热，但是感觉特别热甚至烫，中医认为这属于阳气郁于体表，可以用李东垣的升阳散火汤。大多数患者经过一两个月的治疗，手脚热乃至长期的热都会明显缓解，甚至完全消失。

皮肤瘙痒有多种情况，有的是因为血糖过高瘙痒，有的是皮肤病的瘙痒，不同情况不同对待。如果是血糖高导致瘙痒，无论中药还是西药都要把血糖控制好。中医可以用一些内服和外洗药。外洗可以使用苦参、黄柏、白鲜皮、地肤子这类药，煎成药汁，洗澡之前，擦拭皮肤痒的地方。另外中医可以根据患者的情况，判断是湿热还是血虚风燥，口服一些相应的中药来配合治疗。

第九章

从根去除"老年病"

讲解人：仝小林
中国中医科学院广安门医院副院长、内分泌科主任医师

* 怎样从根治疗慢性病？

* 每天一万步的道理，您知道吗？

* 疾病康复究竟要靠医生还是靠自己？

现今社会，高血压、高血脂、高血糖人群已不在少数，那么这些老年病的根源到底在哪里？又该怎么从根去除呢？中国中医科学院广安门医院副院长、内分泌科主任医师仝小林为您解答。

* 慢性病的基础——肥胖

过去生活条件比较差，肥胖的人相对较少，近 20 年随着生活水平的提高，肥胖人群急剧增加。在我国肥胖人数已经近亿，同时超重人数有 2 亿多。在此基础上，很多的慢性病、代谢性疾病逐渐增多。有的人可能先出现血压升高，几年之后血糖也开始紊乱，而后血脂也出现问题；有的人可能在一两年之内血糖、血脂、血压都升高。这主要是在肥胖基础上产生的一系列代谢紊乱。

肥胖是很多慢性病的基础，有可能先出现高血压，随后出现高血糖、血脂异常，进而发展成冠心病、脂肪肝、痛风等疾病。

* 治疗慢性病要先控制肥胖

曾有一位近 60 岁的患者，发病时喘得很厉害，而且晚上不能平卧，当地医生诊断是感冒，可吃了几天感冒

药毫无效果，到大医院再次诊断是左心功能衰竭。患者当时非常紧张，医生按照心衰的情况进行治疗。治疗之后发现患者存在一系列的高危因素。首先，患者血压很高，用了三组降压药血压仍然效果不佳。其次是血脂，用一组降脂药，血脂仍然偏高，尤其是甘油三酯很高。再就是血糖，用了两组降糖药，血糖仍然很高，餐后血糖超过15毫摩尔每升。当时患者体重115千克，身高1.68米。这样的体形，降压、调脂、降血糖都是治标的办法，减肥才是最重要、最根本的办法。一年以后这位患者的体重减了近40千克，药方中停了一种药，另外一种药减半，降压药和调脂药也停了，十五六年过去了，到现在情况依旧很好。

专家提示

这是非常典型的患者，大吃大喝引起整个身体过度肥胖，导致了一系列代谢紊乱的问题。单纯地靠药物降压、降脂、降糖、降尿酸都是治标而不治本，最根本的要从肥胖治起。首先控制好饮食，掌握一个原则，即七八分饱，以素为主，每天运动。

* 每天一万步 百病都消除

张先生体形偏胖，几年前体检发现，他血压及血糖偏高、血脂异常，在最近的一次体检中，医生告诉他，他还有脂肪肝和冠心病。这让张先生感到忧心忡忡，自己应该怎么办？医生建议他每天走一万步，并且告诉他，这才是最好的治疗方法。

专家提示

走步说起来很简单，但是坚持起来很不容易。运动比饮食还要重要，当到了一定年龄之后"喝凉水都胖"，这是一个很自然的生理过程。中医讲"年过四十而阴气自半"，阴也少了一半，气也少了一半，整个代谢功能都衰退下来，年龄越大代谢越慢。所以即使老人吃的跟20年前相比减少一半，但是照样会因为代谢减慢而胖起来。针对这类情况，运动非常重要，它可以调动整个代谢机能。

同样是走路，比如逛街、做家务，虽然也是在运动，但是和真正地迈开腿的运动比，二者是不一样的。最简单的保持健康的办法是每天在一小时之内走五公里，按这样的标准去走路。当然年龄不同，年纪大的人走得少一点、走得慢一点，越是年轻人越要走得快，年轻人最快的可以一小时走六七公里。快走之后全身都会出汗，把多余的能量释放、消耗掉，就能够让机体的代谢恢复正常。

* 疾病康复靠自己

对于急性病，毫无疑问，治疗的主体是医生。但针对长期积累、逐渐形成的慢性病，尤其是因为生活方式、生活习惯导致的慢性病，它的治疗主体是患者自身。

糖尿病患者多运动、管住嘴，就是自己来控制自己。包括吃药，如果不认真吃药，三天打鱼两天晒网，别人也没有办法，所以慢性病真正的治疗主体不是医生，医生只是起到一个指导和监督作用，真正让自己康复的主体是自己。增强疾病康复意识对患者来说非常重要。

每天一万步是最好的健身方法，可以促进全身的新陈代谢，消耗多余的脂肪，从而达到预防和治疗多种慢性疾病的目的。

第十章

镇守血糖的最后防线

讲解人：仝小林

中国中医科学院广安门医院副院长、内分泌科主任医师

* 糖尿病前期与真正的糖尿病有何不同？
* 哪些人群应警惕糖尿病侵袭？
* 糖尿病前期如何通过饮食、运动逆转？

　　糖尿病位居我国十大慢性病之首，严重地影响着人们的健康和生活质量。那糖尿病是如何发生发展的，它的危害有多大，从中医的角度来讲，对糖尿病有没有什么好的防治办法？中国中医科学院广安门医院副院长、内分泌科主任医师仝小林为您解答。

* 糖尿病前期的定义与检查方法

　　2010年4月，李女士参加了区(县)组织的体检，结果显示她的空腹血糖值高出了正常水平，但是李女士感觉自己的身体并没有出现糖尿病的相关症状，那么体检超标的血糖又该如何解释呢？

专家提示

　　有的人检查出血糖稍微偏高，此时注意饮食，注意运动，过两天再次检查血糖又恢复正常。但是需要提醒大家，有的人可能已经在熬夜、过度劳累、吃得过多、运动太少等不注意的情况下，出现血糖异常，这些都提示你正在向糖尿病方向发展。或许血糖没有达到糖尿病诊断的

水平，但已经出现了异常，这时的血糖水平称为糖尿病的前期。一般情况下，糖尿病病情进展的过程是从糖尿病前期到糖尿病期，接着是糖尿病的并发症期。诊断为糖尿病是一条"三八线"，糖尿病前期没有越过三八线，血糖是有可能回到正常水平的。但一旦越过"三八线"，再想回到正常水平就十分困难。糖尿病前期的防治，是患者能够防止进入到糖尿病阶段的最后一道防线，或者称为"三八线"。

糖尿病的诊断标准是空腹血糖超过 7.0 毫摩尔每升，如果空腹血糖在 6.1 ～ 7.0 毫摩尔每升，存在糖耐量空腹血糖受损的状况，就是糖尿病的前期。另外，餐后血糖异常，用标准的口服葡萄糖耐量试验（OGTT），查看餐后血糖调节的情况。喝 75 克葡萄糖水两小时以后，正常人的血糖小于 7.8 毫摩尔每升，如果血糖大于 11.1 毫摩尔每升，就是糖尿病。如果在 7.8 ～ 11.1 毫摩尔每升，就是糖耐量受损，也是糖尿病前期。因此，根据空腹、餐后的血糖测试可以诊断糖尿病的前期。理论上这个标准适合所有的人，如果是老年人，标准可以稍微低一点。发现糖尿病的关键是定期的体检，一般一年体检一次。很多 2 型糖尿病患者空腹血糖是正常的，主要是餐后血糖异常。这是因为吃饭后的糖调节能力降低，这种情况下需要检查餐后血糖。很多漏诊不是由于空腹血糖漏诊，而是由于不检查餐后两小时的血糖。

* 糖尿病的高危因素

糖尿病主要是由于糖代谢受损所致。糖代谢受损的高危因素有很多，比如有糖尿病家族史、长期的饮食超标、体形偏胖、出生时的体重超过 4 千克的人，均属于

空腹血糖在6.1～7.0毫摩尔每升，餐后血糖达到7.8～11.1毫摩尔每升就可以诊断为糖尿病前期。这个时期若多加注意，病情是可以逆转的。每年要定期体检，检查空腹血糖和餐后两小时血糖，提早发现糖尿病前期，尽早控制，避免进展为糖尿病。

高危人群。儿童期一定要注意小胖墩儿的问题，小胖墩儿是有可能发展成为血糖增高、血脂异常或者高血压的。体重超重或者偏胖的人容易发展为糖尿病患者。

* 降糖药的伤肾误区

二甲双胍是一线的降糖药，尤其对于肥胖的 2 型糖尿病患者是非常好的药物。如果肾功能不好或肾功能衰竭，服用二甲双胍时确实需要谨慎。药物有一部分是通过肾脏代谢的，但是多数还是从胃肠道吸收。如果患者比较消瘦，胃肠反应就可能大一些。一般来说，在肾脏完全正常的情况下服用二甲双胍，没有必要担心它是否伤肾。

* 糖尿病前期的饮食调节

在饮食上要特别强调食素，尤其是肥胖的糖尿病患者。强调食素即少吃脂类食物、少吃荤食。很多肥胖的 2 型糖尿病患者，表现为"糖脂病"，就是糖脂代谢同时紊乱，与长时间大量地吃荤食有密切关系。从中医的角度来说，清热、解毒的药物都有一定的降糖作用。吃苦瓜、野菜，都有一定的防治作用。餐后的运动也非常重要，运动可以消耗过多的能量，增强胰岛素的敏感性。糖尿病的前期，先进行饮食和运动的调整，再形成正确的生活方式。饮食总量控制七八分饱，吃得太饱会增加脾胃的负担。以素为主，顺序为先喝汤后吃素菜再吃肉食。糖尿病前期的患者血糖不是特别高，理论上水果不用特别限制，一些干果、太甜的东西要避免，可食用一般的水果。

早起一杯凉白开，主要用来稀释血液，另外通便不畅的人群可喝一杯凉白开，促进排便。同时可选老陈醋，醋本身可以软化血管，也能促进吃进去的脂肪在肠道内的分解。一日三餐尽量食用两勺醋。蘸饺子、吃包子、炒菜、喝汤的时候放一点醋是很好的习惯。吃醋对防止动脉硬化是有好处的。

另外，要少饮酒，如果非喝不可，尽量选择红葡萄酒。一天喝一杯，不超过三两红葡萄酒都不会有问题。若是饮用白酒，则量要更少一点。糖尿病比较轻、前期或者没有糖尿病的人喝点酒，可以起到活血的作用，没有坏处。另外要多补充维生素，多喝鲜榨的水果汁或者是青菜汁。山楂能够帮助人消化，有利于清除肠道内的毒素、防止衰老。

糖尿病前期的饮食控制要以素为主；吃饭顺序是先喝汤，吃素菜，最后吃荤菜，有利降糖；多吃些木耳、蘑菇、魔芋；糖尿病前期的水果限制不多，避免干果或太甜的水果；早晨一杯凉白开水，一日三餐中食用些醋，可以少量饮用红葡萄酒，一天一小杯。

第十一章

肥胖有型　去脂有招

讲解人：仝小林
中国中医科学院广安门医院副院长、内分泌科主任医师

＊中医当中将肥胖分为哪几类？
＊中药如何辅助减肥？

随着生活水平的提高，人们营养的摄入不断增加，稍不留心，体重就容易失控，导致肥胖。那肥胖究竟有哪些危害？又该怎样健康有效地减肥呢？中国中医科学院广安门医院副院长、内分泌科主任医师仝小林为您解答。

＊关于肥胖的"冰山理论"

在古代肥胖被认为是富贵的标志，比如有"将军肚"一称。现在则认为肥胖是一种疾病，由肥胖导致的疾病也是非常多的。像血糖增高、血压增高、血脂的异常、高尿酸血症，甚至痛风、脂肪肝等都与肥胖有关系。有这样一种说法，肥胖就相当于冰山，在海平面上出现的可能只是冰山的一部分小山峰，真正巨大的冰山主体是在海平面以下。把肥胖导致的疾病比作海平面以上的小山峰，比如血压高、血脂高、血糖的增高，真正的肥胖可能是海平面以下的巨大的冰山主体。冰山理论提示不能单纯只是把血糖、血压、血脂降下来，而要从治病求本，要把这个巨大的冰山主体给化开，就要重视肥胖。

* 肥胖的自我监测

体重指数就是用体重（千克）数除以身高（米）的平方。体重指数超过 28，即为肥胖；24 ～ 28 即为超重；18.5 ～ 24 即为正常。自测腰围可以把双手手指相对，放在后腰的中间处开始往前量，如果正好四拃就能把腰围过来，证明腰围还算是比较正常的。男性的腰围超过 85 厘米，女性腰围超过 80 厘米，就提示已经有肥胖的倾向。当然除了看腰围以外同时要看腰、臀围的比例。如果身材很高大，腰围粗，臀围可能也比较大。但如果腰围比臀围还粗，那肯定是出现健康问题了。

* 肥胖的分类

中医把肥胖人群分成"膏人"、"脂人"和"肉人"。"膏人"一般都有大肚子，腹部大都是白色脂肪。"脂人"四肢都很粗，臀部也很大，这种情况是皮下脂肪非常厚。"肉人"是肌肉很发达，体重指数非常高，超过 24 甚至 28。"膏人"的危险性最大，其次是"脂人"，"肉人"最轻。"膏人"的脂肪主要集中在腹腔内，而且腹腔内的脂肪都是白色脂肪。人的皮下脂肪都是棕色脂肪，白色脂肪和棕色脂肪相比危害要大得多。"膏人"容易发生代谢综合征，导致血糖高、血压高、血脂高等。"肉人"是指整个人体重指数超重，但并不是脂类过多，如健美运动员。但也可能由于体重指数高，骨关节长期受压，引发腰椎间盘突出等骨科疾病比例增长。

从实和虚来说，"肉人"偏实的多，"膏人"偏虚的多，"脂人"可能是介于这两者之间。年轻人的身体比较壮实，属于偏实的多；年纪大一点尤其是有的女性生过孩子以

> 肥胖三种类型中，肚子大的"膏人"危害最大，其次是全身胖的"脂人"，最后是肌肉多的"肉人"。"膏人"腹部白色脂肪聚集，更容易引发代谢综合征，导致"三高"。肥胖人群中，代谢旺盛和代谢低下是两种不同的类型，一是偏于实，一是偏于虚。

后，哪怕特别注意饮食依然恢复不了体形，这多是偏虚的。偏实的情况往往都是由于大吃大喝、代谢偏于亢进导致的。偏虚的情况往往是随着年龄的增长，代谢自然降低。吃的并不是很多，但仍代谢不掉，中医认为这就偏于虚证。

* 肥胖的原因

熊先生 24 岁，是一名电脑程序员，因为工作繁忙，体育锻炼的时间少了很多，再加之加班熬夜。刚工作两年，他的体重就由 65 千克猛增到 84 千克。

专家提示

熊先生体重猛增的原因是某种促发因素或者不良的生活习惯。肥胖和遗传有很大的关系，与生活习惯也相关。年轻时，身体比较正常或者偏瘦一点。但是到了工作单位后大吃大喝，又加班又熬夜，吃零食多却不运动，体重就慢慢增加了。

* 减肥的方法

减肥不能一蹴而就，骤减只会引起机体的失衡。一个月减肥两三千克是合适的。很多人希望能在一夜之间减肥，不吃不喝，导致代谢紊乱，给身体带来伤害。另外，有的人加大运动，确实增加了消耗，但运动后由于饥饿再加餐，消耗的脂肪又回来了。节食不仅要注意减量，也要重视质，调整饮食结构。节食最主要是节制脂类的东西。如果摄取鸡、鱼、肉、蛋等脂类过多，就容易导致肥胖。节食要以素食为主，提倡减脂。

实胖的人代谢比较偏旺盛，减肥的方法是要降低代谢，中医上用通腹、泄热、排浊等以清为主的方法，用大黄、黄连、半夏等通腹泄浊。虚胖的人代谢偏低下，中医上要用补法，如健脾、补肾。可以用四君子、六君子等健脾消食，提高代谢。四君子是参、苓、术、草，即人参、茯苓、白术和甘草。而四君子加上陈皮、半夏，即为六君子。

减肥需要过程，不能骤减，一个月减两三千克比较合适。节食更要看重质，减少脂类食物摄入。对于实胖以通腹、泄热、排浊为主。对于虚胖以健脾、补肾为主。

第十二章

护心有三宝

讲解人：金玫
首都医科大学附属北京中医医院副院长、心血管科主任医师

* 中医治疗冠心病的特点有哪些？
* 冠心病患者饮食应注意些什么？
* 什么是"护心三宝"？

　　健康生活要"三好"，养心护心有"三宝"。"三好"是指血压好、血脂好、心脏好。那这"三宝"究竟是哪三宝？中医是如何用自己的专业特色治疗高血脂、高血压和冠心病的？用什么方法保护心血管健康？首都医科大学附属北京中医医院副院长、心血管科主任医师金玫为您详细讲解。

* 中医治疗冠心病的特点

中医治疗心血管疾病的特点就是在西医药物治疗的基础上，针对每个人的体质，调动体内血液流动，使身体达到一种相对平衡的状态，可以减轻患者种种不适的症状。

　　冠心病患者有血管狭窄的地方，从西医的角度来看，比如做冠状动脉造影观察到经过治疗后血管通了，那就代表无碍了。按照西医的指南去治疗，有些药是必须吃的。可能有的人吃了以后症状会改善，有的人吃了症状还存在。但是中药主要是通过作用多个靶点来改善或解决患者的症状。血液内的很多成分是具有清洁作用的，如果血液是一潭死水肯定是很浑浊的。中医治疗就是要让血管中的血运动起来，不光是让血管去干活，而且让血液成分都动起来。

* 第一宝——冠心病患者饮食五守则

第一是不能过甜。因为现在很多人爱吃甜食，而且甜点也非常多，含糖量较高，糖到了体内产生热量。另外，现在人的脏腑都太累了，在这种高负荷的状态下，再吃甜食，脏腑承受不了，就可能累出其他问题，比如糖尿病。尤其是老年人应少吃高糖食物。

第二是不能过咸。盐的主要成分是氯化钠，主要是钠，1 克钠要带进 200 毫升的水，水在体内多了，身体负担就相应增加了。血管内、组织间隙都充满着液体，它们的空间是有限的，液体多了压力就会增加，所以一定要控制盐的摄入，防止它带进太多的水。但是大家需要注意的是，限盐严格讲是限钠，现在有很多调味品，比如说鸡精、味精、蘑菇精，都含有谷氨酸钠。所以专家在看诊当中遇到高血压、心血管疾病、心衰的患者，都会跟他们强调，除了控制盐以外，其他调味品也不建议多吃。

第三是吃得不能过量，以少量多餐为宜。心脏下面紧挨着胃，心脏和胃之间有一个横膈，胃太撑了以后，就会顶着横膈，上面就顶着心脏。所以为什么有的人吃完东西以后觉得不是胃不舒服，而是心脏不舒服，也是这个道理。另外，人的调节能力非常强，胃被食物撑得过大以后，血液立刻就去增援胃，所以为什么有人吃完饭以后困，想睡觉，是因为大脑相对供血不足。

第四是不能太腻。太腻的东西到了体内以后，容易影响血液的流动。

第五是不能吃刺激性的食物。刺激性食物包括辣椒、酒等。喝酒最常见的症状就是喝完酒以后，脸红、心率加快。心率快代表体内的工作在增加，心脏每次收缩有效血液少了，而一次收缩在一瞬间泵出血，对血管的冲

冠心病患者，关于饮食要注意五条，第一是食不过甜，第二是食不过咸，第三是食不过量，第四是食不过腻，第五是食不过辛。

击是比较强的，血管比较薄弱的地方可能一冲击就破了，进而就会发生危险。所以有心血管疾病的患者首先要控酒。

* 第二宝——中医的辨证施治

中医辨证施治，就是通过患者走进诊室时的神态和步态、说话的声音以及口气等，完成望、闻、问、切中的望和闻两项，第三项问是问病史，第四项切就是切诊，通过号脉了解患者五脏六腑的状况，然后给予对症治疗。

医生给患者诊断舌苔、脉象，根据患者主诉的症状，综合地分析，这种行为在中医里叫辨证。中医有种病叫作眩晕病高血压，根据高血压这个病，再诊断出证型来。证型一般有虚、实以及虚实夹杂。虚有肝肾不足的表现，实证就是觉得心里头起急，心里烦，判定患者可能有气郁，或者有心热的情况，也就是肝肾不足加有肝阳上亢的情况，甚至会发脾气。证型定了以后，再根据患者的情况开药。

* 中医治疗高血压的特点

中医药物剂型非常丰富，但是患者病情不稳定时医生一般会选择开汤药，待稳定后改用丸剂、免煎颗粒或者胶囊、膏方等。

中医治疗是可以降低血压的，但是降压的幅度却没有一个定论。对于那些血压特别高、同时有糖尿病或者高脂血症的高血压患者，肯定首先建议患者选用西药去降压，因为西药的疗效快，而且比较精，一个小小的药片，它把作用全放在里面了，而且走到哪儿带到哪儿都方便。但是有一点，西药降压可能速度快，但是改善不了不舒服的症状。这时候中医治疗的特点就可以发挥作用了。中医主要是改善患者的症状和不舒服的感觉，有些降压药吃完了以后，患者会觉得头疼、心慌，甚至伴有干咳的情况，这些都是西药不可避免的副作用，而中医就能减少副作用，另外还可以协同降压。

* 第三宝——生活妙招小贴士

1. 头部降压穴位按摩法

把手伸开以后，从前往后干梳头，由轻开始逐渐再加重，每天至少做三次，使头部的血液流通，同时具有乌发的作用。还可以选择百会穴，用两手的拇指对上两个耳尖，然后两个中指在头顶碰到一起，汇聚的那个点就是百会穴。按摩这个穴位，用中指就可以了，先轻轻地揉，由轻向重一点点增加力量。百会穴是百脉汇集的穴位，这个穴位本身有调理气血的作用。从眼角向后找到凹陷的地方就是太阳穴，按揉太阳穴一般也是一天两三次，同样能舒缓头晕、头胀的症状。

2. 脾气不好可按劳宫穴疏肝清热

如果遇到什么事儿，觉得要发脾气了，很简单一个办法，可以找到劳宫穴。把中指弯过来，弯到手心，跟横纹线相交接的地方，就是劳宫穴。揉劳宫穴有疏肝清热的作用。当你离开了不便发脾气的环境，还应该把坏情绪释放出来。

3. 降压代茶饮之陈皮茶

橘子皮泡茶其实是有讲究的，说到橘子皮，可能会首先想到，现在街上都有卖柑橘的，吃完了以后，橘子皮晾干泡茶用。橘子皮本身有清热祛痰的作用，但鲜的橘子皮跟中医讲的陈皮是不一样的。橘子皮放一年以后叫陈皮，它所含的黄酮的成分增加了，陈皮是越陈越好，它有健脾、祛湿、化痰的作用。高血压患者中肥胖的人比较多，胖人多痰湿，利用陈皮泡水辅助降压，就是用其健脾、祛湿、化痰的作用。

高血压患者，坚持按摩头部百会穴、太阳穴、风池穴。长此以往，可以辅助起到平稳血压的作用。另外，爱着急的朋友可以按摩手部劳宫穴疏肝、清热。

第十三章

以"食"补肝

讲解人：徐春军

首都医科大学附属北京中医医院副院长、感染科主任医师

* 酸甜苦辣咸，哪一味入肝经？

* 保肝食材的性味有何讲究？

* 哪些常见的食物可以养肝？该如何正确使用？

俗话说"病从口入"，许多疾病也是可以通过食疗来改善的。那么怎样从酸、甜、苦、辣、咸这五味入手来养护肝脏？食物的性寒、性温您分清了吗？得了肝病可以多吃哪些食材？首都医科大学附属北京中医医院副院长、感染科主任医师徐春军为您给出健康食谱。

* 中医的肝不同于西医的肝

从中医的角度来说，肝脏涵盖了整体的肝脏生理机能和病理状况，它主要强调的是肝主疏泄，肝藏血，主筋，主爪，开窍于目。肝属木，春天木气生发，实际上春天也是属肝的，这都是讲的肝气的疏发功能。

* 五味对五脏　酸味入肝

从五脏跟五味的对应来说，酸是入肝的，所以在治疗疾病中，许多药物需要引经药，都要加一些酸性的药物，来达到酸引药入肝、补益肝脏的作用。少食酸味对肝脏是有好处的，过度了对肝脏也未必有好处。

* 辛辣属金　金克木伤肝

辛入肺，属金，酸入肝，属木。而五行的生克规律中，金克木。过度食用辛辣的食物，就会出现金旺，金旺克木，会影响肝脏的一些功能，也就是说肝病患者要少食辛辣，甚至不吃辣的食物。

* 肝为女性先天之本

中医讲肝血是同源的，都处于下焦，两个相互影响，相互作用。从情绪上来说，肝脏对女性的作用可能更强一些，所以女性是以肝为先天，即肝脏对于女性来说是最重要的。

* 护肝饮食有原则　三高一低保健康

张先生在家里享受安逸的退休生活，可是最近一张体检单却打破了他宁静的生活。前段时间原单位举行老职工体检，他被查出自己的转氨酶增高，是肝功能异常的表现，这让他十分担心自己的身体，并且开始重视自己的饮食。老张听说肝脏不好不能吃太多油腻的食物，于是他再也不敢像以前一样吃大鱼大肉了，现在每天只吃青菜，可这时间一久，总感觉这饭菜没油水，索然无味，自己也是没精打采的。那么像张先生这种肝功能异常的患者，到底该怎么吃呢？

专家提示

肝功能异常的患者，在饮食上应该注意"三高一低"。"三高"指的是高蛋白、高维生素、高糖，"低"指的是低脂肪。肝脏对于脂肪的消化吸收发挥了很重要的作用，如果肝脏出现异常，会影响人体对脂肪的消化吸收，随即出现代谢障碍，如过多地食用油腻食物，容易消化不良。

* 食物有四性　寒热温凉要分清

张先生在看过医生之后是谨遵医嘱，这食物当中凡是带辛辣的一律不沾，而且在炒菜做饭的时候也喜欢放上一点醋。这样一段时间之后，本想着自己的肝功能应该是恢复正常了，但是他去医院复查的时候发现，他的转氨酶值不但没有下降，反而还上升了。这让他十分不解，于是又找到医生咨询，医生在问诊中了解到一个细节，原来前一段时间梨上市，张先生非常喜欢吃梨，于是每天都会吃上好几个，而且最近女儿出差回来带了很多葡萄，他觉得多吃水果是对身体有好处，殊不知这梨和葡萄吃多了也是不利于肝功能的恢复。

专家提示

梨是寒性的食物，过多食用后，会刺激胃肠功能，肝脏与脾胃是密切相关的。过多地食用寒性的食物对脾胃功能是有刺激、有损伤的。脾胃功能主要是促进消化吸收，营养物质是通过口，经过胃肠道完成消化吸收的。如果过多地食用梨，影响了脾胃功能以后，肯定要影响到营养物质的吸收，营养物质吸收不足，对肝细胞的恢复，对肝脏各方面功能的恢复是不利的。

另外西瓜也是凉性的东西，夏季大家喜欢冰镇后再食用，但是过多食用肯定会影响脾胃功能。建议肝脏有疾病的患者每天吃一到两个苹果，长期食用，对肝脏非常好。苹果可以抗纤维化，纤维化是肝脏疾病进展过程中的一个病理阶段，是向肝硬化转化的一个必然过程。通过阻

梨、西瓜性属寒凉，多吃会影响脾胃，不利于肝脏健康。樱桃、荔枝性属温热，多吃易助长湿热，不利于肝功恢复。所以这些水果虽然富含维生素，但是也要食用适量。苹果性微凉，可以抗肝脏纤维化，是利于肝脏健康的佳品。

断它可以防止肝脏疾病的进一步发展。

* 少吃海鱼 多吃淡水鱼

自从张先生被查出肝功能异常之后，他的老伴也是十分的着急，而且老伴听说肝脏不好一定不能多吃油腻的食物，这可难倒了做饭的老伴。看着以前是顿顿都要有肉的老张，现在只能吃清清淡淡的青菜，她是看在眼里，疼在心里。于是她多方打听，听说鱼肉不错，营养高，脂肪含量又少，于是她就隔三岔五变着花样地给老张做鱼吃。

专家提示

淡水鱼跟海鱼都是属于高蛋白的东西，但是它的成分是截然不同的。过多地食用海鱼，对肝脏功能恢复是不利的。

保肝饮食三高一低原则中的高蛋白质，可以通过食用肉类、蛋类、奶类获得，需要注意的是，海鱼不利于肝功能恢复，要尽量少吃。

* 谷类富含葡萄糖 多吃小米保肝脏

谷物，有燕麦、荞麦、高粱、大米、小米等，这些食物里都有丰富的葡萄糖，多食用一些，对肝脏是有好处的。

五脏里肝、心、脾、肺、肾，脾胃作为后天之本，多吃一些小米，通过固护脾胃，增强脾胃功能，对其他的脏器都是有补益作用的。

小米可提供肝脏所需的糖，而且有健脾胃的功效，是调理肝脏健康的好食材。

* 菊花可清肝火 大麦茶固胃养肝

自从张先生被查出肝功能异常之后，对自己的肝脏健康非常关注，经常从报纸杂志上寻找相关文章。有一次，菊花性微凉，冲水代茶饮，有清肝火的功效，但不适合脾虚的人服用。大麦茶可养脾胃，有健脾养肝的作用，是不错的茶饮。

他偶然发现一篇文章，上面写到喝用菊花泡的水可以起到保肝的作用，于是他买了菊花，每天泡水喝。这一做法对保护肝脏真的有作用吗？

专家提示

绝大部分肝脏疾患，属于内热，所以食用一些菊花是有益的，因为它能够清肝火、平肝阳。但针对偏瘦、吸收差、脾胃功能不好的人，应该少喝。大麦茶可以护胃，主要通过健脾来养肝。

第十四章

以"动"保肝

讲解人：徐春军
首都医科大学附属北京中医医院副院长、感染科主任医师

* 保肝护肝，有哪些运动招式？

* 如何按揉穴位，强身保肝？

* 如何巧用运动来养肝？

得了肝病，什么情况应该多运动，什么情况不能运动？运动要遵循哪些原则？首都医科大学附属北京中医医院副院长、感染科主任医师徐春军教您一些简易的健身操，巧妙按揉穴位，养护肝脏，缓解病情。

*过度运动对肝脏不利

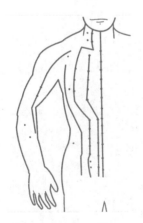

2009 年感动中国的人物暴走妈妈相信大家还记忆犹新，她的儿子患有先天性肝功能不全，为了给儿子捐献肝脏，患有重度脂肪肝的她，每天暴走 10 千米，7 个月的时间里，走过了 2000 多千米，磨破了 4 双鞋，体重从 66 千克减到了 60 千克。就这样在短短 7 个月的时间里，她的脂肪肝竟然奇迹般地消失了。

专家提示

是不是每一位肝病患者都可以通过运动来改善病情呢？答案显然是否定的，要根据肝脏的不同情况，采用不同的运动强度和方式，所以运动是要区别量和度的。过度运动对肝脏不利。

* 急性肝损害不宜运动

夏天到了，小刘趁着周末的时间邀上几个朋友去海边避暑，到了海边，把各式各样的海鲜乱吃一通，大饱口福，两天的行程可谓是意犹未尽、不枉此行。但是海边归来一个月，小刘却常常恶心、呕吐，而且还感到浑身乏力，提不起精神来，直到他感觉右腹部刺痛，这才意识到问题的严重性，马上到医院做检查，结果他的转氨酶值达到了 1200 多，被诊断为急性病毒性肝炎，必须马上治疗，并且卧床休息，避免做不必要的运动。

专家提示

在急性肝损害的阶段，肝细胞是大量损伤的，症状主要有厌油腻、乏力、肝区疼痛等，因为肝细胞大面积损伤，修复需要一定的能量，这时候要通过卧床休息，使丰富的血液尽量回流肝脏，通过血液里所携带的营养物质来支持肝脏细胞的恢复。如果过量运动，肝脏里的血液就会不够充盈，营养物质不会太丰富，这样对肝细胞修复是不利的。

在急性肝损害阶段，如果出现肝细胞的损伤，转氨酶升高，这时候一定要强调卧床休息。

* 适当运动辅助恢复肝功能

两个月的时间过去了，小刘到医院体检，可是结果却不能让他满意，虽然他体内的病毒已经被消灭了，但是他的肝功能还没有完全恢复，无奈之下，他带着检查结果找到了医生，医生了解了他的情况后，要求他定时服用一些保肝药物，并且要结合适当的运动来帮助肝功能恢复。可是该怎样运动才能起到保肝护肝的作用呢？

专家提示

运动要讲究度，以运动完不疲惫、心情愉悦为标准，如果运动完精神百倍，说明运动量是合适的，如果运动完非常疲惫，就说明运动过度了。

性格外向的人可以采用跑步、踢毽的运动方式。性格内向的人就可以采用打太极拳、跳绳的运动方式。但是运动量要循序渐进，由少到多。

* 保肝健身操——叩头

双手握空拳，手指指端叩头部，从前向后，轻敲轻叩，一直到后枕部，然后经两侧鬓发的位置，再往前敲到前侧太阳穴的部位，再转过来，这是一次循环。每天可根据自己的情况，轻叩二十次到五十次。

* 保肝健身操——浴手

取一个习惯的姿势，排除杂念，意守丹田，目不斜视，双手来回搓，直到搓热。通过血液循环，对强身健体、提高机体的免疫能力，间接对肝脏起到保护作用。

* 保肝健身操——搓耳

用双手的食指、中指和无名指，从上到下或从下到

在肝病恢复期，适当的运动有助于肝功能恢复。运动量大小因人而异，要以运动后不疲劳、心情愉悦为准。适合肝病慢性期的运动有散步、打太极拳等。

头部含有多条经络，叩头这个动作可以调整阴阳，益气血，使脏腑达到一个最佳状态。也就有利于肝功能的发挥。

保肝健身操中的浴手可促进人体的气血循环，刺激阳气升发，从而利于肝的疏泄。搓耳，则通过按摩耳部穴位，来协调脏腑机能，使肝的各项生理功能达到最佳的发挥。

上，反复搓，刺激耳部丰富的穴位。一天可以搓二十次到三十次。

* 运动要讲原则

经过一段时间的治疗和锻炼，小刘的肝病终于好了，这让他十分欣喜。高兴之余医生还告诉他，他体内的病毒已经清除，肝功能也恢复了正常，之后他可以适当增加运动量了。于是小刘除了每天跑步之外，还在小区的健身器械上增加了力量练习，那么运动要遵循哪些原则呢？

专家提示

运动要讲究的原则：

（1）依体质而定。如果身体好，运动量可以适当大一些。但是如果体质较弱，病情恢复起来较慢，运动量则要小一些。

（2）依年龄而定。老年人最好选择偏静的活动，比如散步、打太极拳等。年轻人可选择打乒乓球、练长跑，但是长跑的量最好由小到大。

（3）运动要按照自己的喜好，运动贵在坚持，最好定时定量。

* 保健穴位——足三里

足三里在双下肢，膝关节外侧有一个高的骨头，实际上是腓骨的关节，从腓骨关节往下四指，也就是三寸的位置，高骨的外侧旁开半寸到一寸，就是足三里的位置。

足三里位于小腿前外侧，膝眼下3寸。它是一个强壮身心的大穴，按摩足三里有调节机体免疫力、调理脾胃的作用，同时还可以保健肝脏。

* 肝阴、肾阴、脾阴三阴相交的穴位——三阴交

三阴交是补阴的穴位，它对肝脏、肾脏都有一定的补益作用。在内踝上侧 3 寸，胫骨的后侧。初次按揉穴位时会有酸麻疼胀的感觉，随着按揉时间和次数的增多，酸、麻、疼、胀的感觉会降低，这时就要增强力度。

* 肝肾同源　健肾穴位——涌泉穴

足大趾、二趾和三趾的下面，弯曲脚趾会出现一个小窝，这个小窝就是涌泉穴。按摩涌泉穴，既能补肝，又能补肾，和按揉三阴交一起起到相互补充的作用。

三阴交位于小腿内侧，足内踝上 3 寸，胫骨内侧后方。作为肝、脾、肾三者经脉交汇之处，经常按揉对肝、脾、肾有补阴保健的功效。

涌泉穴是肾经的首穴，位于足底第 2、第 3 趾下凹陷处，常按涌泉穴有养生、防病、保健的功效。经常按摩足三里穴、三阴交穴、涌泉穴对保肝护肝均有不错的效果。

第十五章

以"静"养肝

讲解人：徐春军
首都医科大学附属北京中医医院副院长、感染科主任医师

* 中医保肝，什么是关键？
* 喜怒忧思悲恐惊，七情与肝如何对应？
* 怎样通过身体的信号判断肝脏是否健康？

　　静养是护肝的一种渠道。静养一方面是睡眠，一方面是心情。睡觉有哪些讲究，情绪又与肝脏有着怎样的联系？怎样通过身体信号判断肝脏是否健康？首都医科大学附属北京中医医院副院长、感染科主任医师徐春军为您开启肝脏健康之道。

* 睡眠有助于肝功能恢复

　　小张最近从一本杂志上看到，充足的睡眠对肝功能的恢复十分有好处，因为睡眠的时候储存在肝脏里的血液会增多，能够加速受损肝细胞的恢复，他觉得非常有道理。于是决定每天中午都趴在办公桌上睡一觉，试试效果，那么小张的这种做法对吗？

专家提示

　　中医学认为，肝脏有藏血的功能。通过睡眠，使血液到达肝脏，肝脏能汲取丰富的营养。当活动时血液主要分布在四肢，对肝脏的血液供应要比睡眠的时候差。因此，睡眠有助于肝脏的功能恢复。

* 睡眠护肝　姿势有讲究

正常睡眠有侧卧位，有仰卧位，还有俯卧位。右侧卧位是最好的，如果左侧卧位，可能会影响呼吸及心脏的功能。中医讲：人卧则血归于肝。卧位睡姿，更有利于我们肝功能的修复，是以静养肝的好方法。

* 子午觉养肝血

子时午时，指的是夜里的二十三点至次日凌晨一点及中午的十一点至十三点，这两个时间段是肝脏功能表现最旺盛的时候，所以子午觉对肝脏的各方面恢复是有益的。

* 怒则伤肝

王先生是一名业务经理，他在公司是出了名的坏脾气，属于点火就着的性格。可是最近王先生说起话来轻声细语，对人也友善了许多，大家都很纳闷，原因是王经理前段时间被查出患了肝病，医生说他的肝病和暴躁的脾气有着很大的关系。

专家提示

肝主疏泄，除了与情志、精神的状况有关外，还与人的消化吸收功能有关。人都有七情六欲，七情即喜、怒、忧、思、悲、恐、惊，在生活中情绪的变化，会影响脏器的正常功能，有可能引发内在疾患。

怒主要影响的是肝，中医讲怒则伤肝。生气影响的主要是肝脏的疏泄功能。

中医讲肝主疏泄，即肝脏和精神情绪的相互影响，所谓怒则伤肝讲的就是发怒容易影响肝脏健康，所以想要保护肝脏，学会调节情绪很重要。

* 思虑伤脾

王先生自从查出自己得了肝病之后，脾气大为好转，再加上吃药，他认为自己一定能够尽快地好起来。几个月过去了，他自信满满地去医院复查，但是检查的结果依旧不尽如人意。自己到底是怎么了，都说怒则伤肝，但脾气改了那么多，怎么还会出现问题呢？于是他带着疑问又找了医生，可是他刚刚进门，大夫就看出端倪。并让他回想最近的烦心事，王先生大吃一惊，意识到自己最近正为一个项目在发愁。

专家提示

思与脾脏有关，思虑过度往往影响的是脾脏，即思虑伤脾。比较忧虑、爱思考问题的人，脾脏消化功能往往比较差。

肝脏、脾脏两者相关，肝属木，脾属土，从五行相克规律上来说是木克土，但是土过旺了反而克木，所以思虑过度，不仅脾脏功能差而且会影响肝脏。

* 调解情绪养护肝脏

倾诉、沟通、观赏自然风景都是调节情绪的好方法，此外老年人可以通过写毛笔字、画画、练琴等方式温和性情，陶冶情操，达到以静养肝的目的。

* 七情连五脏

肺在志为忧，忧虑过度会伤肺；喜、悲过度影响的是心脏功能，因为心主神志，如范进考取了举人后，听到喜讯后突然发疯，反映的就是喜伤心，这就是心在志为喜的具体表现。

* 脾气急躁是肝火旺的表现

王先生回忆到，在他查出肝病之前就经常感到头脑胀痛，特别容易生气，经常生口疮，白天烦躁，晚上睡不好，做什么事都提不起精神来。现在想想这就是人们常说的肝火旺盛吗？肝火旺盛是不是就属于肝病了呢？

专家提示

肝火旺盛的临床表现主要是急躁、看什么都别扭、动不动就发脾气。此外，还有其他的症状，比如消化不好、大便干，这是因为其影响到了其他的脏器功能。

肝火旺盛往往表现为急躁易怒，消化不好，大便干燥。

* 肝脏健康有体征　指甲纹理藏玄机

一些疾病的状况表现在指甲上，如指甲粗糙、不光滑，纹理增粗。这些变化反映的是肝脏、脾脏的病变。肝脏异常，在指甲的纹理上是有变化的，因此，可以通过指甲纹理来判定肝脏是否有异常状况出现。

比如指甲的小月牙跟身体强壮、体质强弱是有一定关系的。月牙越多，身体相对更强一些。

另外，看电视、看书时间过长，往往伤及肝阴、肾阴。肝阴不足时，眼睛易流泪、干涩、火辣辣的疼，肝火旺盛的表现为目红肿痛。肝出现异常，容易肌肉紧张，甚至出现活动障碍，这都是肝脏主筋骨的表现。

指甲变得粗糙、纹理增粗，眼睛红肿疼痛，肌肉容易紧张，这些都是肝脏不好的表现，需要尽早调理治疗。

第十六章

以"药"调肝

讲解人：徐春军

首都医科大学附属北京中医医院副院长、感染科主任医师

* 中医如何治肝病？

* 补益肝肾有何妙药？

* 病毒性肝病的治疗方法是什么？

　　肝脏对人体健康具有重要的作用。很多人在看中医的时候，医生都会提到诸如肝郁、肝阴不足、肝虚、肝阳上亢等词汇。那么这些词代表肝脏出现了什么问题呢？又该如何治疗呢？首都医科大学附属北京中医医院副院长、感染科主任医师徐春军为您解答。

* 解读中医里的肝病

　　中医讲究辨证施治，像肝阴不足、肝阳上亢、肝虚、肝郁都是肝脏出现问题时反映出的"证"。这些"证"都有哪些具体表现呢？

　　肝虚一般来说分为阴虚和阳虚。临床中肝阴虚的患者比较多，又被称为肝阴不足，常常表现为腰膝酸软、头晕眼花、眼睛干涩。一般睡眠不足的人更容易出现肝阴虚的证型，所以常常熬夜、出差的人需要格外注意休息，保护肝脏健康。

　　肝阳上亢分两种情况：第一，肝阴不足导致的肝阳上亢。《黄帝内经·素问》中提到："阴平阳秘，精神

乃治。"说的就是阴阳平衡,才能身体健康。肝有阴阳之分,肝阴不足导致的肝阳上亢,除了有腰膝酸软、头晕眼花、眼睛干涩等症状外,还表现为头胀、易怒、急躁等症状。第二,由于肝火旺引起的肝阳上亢。这些患者多会出现高血压的问题。

肝郁一般是情绪方面带来的问题,很多患者都会有思虑过度的情况。多表现为叹息、胸闷、气息不畅、肝区疼痛等。

* 六味地黄丸能否补益肝肾

小李最近体检被查出自己的转氨酶有点偏高,他在网上查到这可能是由于经常加班熬夜导致的肝阴虚,认为吃点药就好了,于是他没有去医院,到药店里买了一点滋阴补肝的六味地黄丸。服用一段时间之后他去医院复查,可是检查结果却是一点都没有好转。难道是自己服用的药不对吗?

专家提示

中医讲求辨证施治,六味地黄丸并非补肾秘方,它适用于肝肾阴虚的人服用。而典型的高血压、肝阳上亢的人不适合服用。既有肝阴不足又有肝阳上亢的人可遵医嘱,服用杞菊地黄丸或知柏地黄丸。治疗要因人而异,具体问题具体对待。

* 病毒性肝病的治疗

老于今年53岁了,虽然年纪不算大,却是个"大药瓶"。因为他前些年得了乙肝以后便药不离口。经过一段时间的治疗,他的肝病有了一定的好转,可是正当他为此而中医治疗肝病，用药讲究因人、因时、因地，根据季节、地域、个人的不同，用药上都有不同的讲究。而且讲究扶正祛邪，治疗肝病要抗病毒和增强免疫力相互配合，才能达到良好的治疗效果。

高兴的时候，噩耗又不期而至了。因为他长年累月地服用药物，而且不听医嘱擅自加量，总认为多吃一点对肝会有好处，最终导致了肝脏受损，患上病毒性肝病。

专家提示

在治疗病毒性肝病的时候，往往会有两个重要的部分，那就是抗病毒和增强免疫力。

肝脏有解毒的功能，是药三分毒，所有的药物最终都要经过肝肾代谢。中医认为肝脏有疏泄功能，其实也是解毒功能。所以在治疗疾病的时候要考虑到药物的适应证和用量变化，一定要遵医嘱服药，另外还要做好定期复查，及时调整用药。

＊护肝保健品

在我们日常生活中，肝炎病毒可能就潜伏在周围，人人都可能患病，于是市面上也随之出现了很多增强抵抗力的保健品。那么，我们需要服用保健品来治疗肝脏疾病吗？

保健品不能代替药品治疗肝病，购买需谨慎。保护肝脏，健康养生要从饮食有节、快乐运动、调节情绪开始。

第十七章

化解脂肪肝

讲解人：王国玮
首都医科大学附属北京中医医院副院长、感染科主任医师

* 中医如何看待脂肪肝？
* 脂肪肝患者的饮食原则有哪些？
* 如何"甩掉"肝脏上的脂肪？

四两酒精留祸患，科学饮食能预防。如何从中医角度调节脂肪肝？首都医科大学附属北京中医医院副院长、感染科主任医师王国玮，为您揭开脂肪肝的中医调理秘诀。

* 什么是脂肪肝

脂肪肝是现代医学的病名，中医里并没有这个病名。中医更多指的是症状，脂肪肝很多有肝区疼痛，所以"胁痛"就是脂肪肝的病名，但是不能完全对应。脂肪肝在医学上的定义是摄入过多脂肪，消化不掉停留在肝细胞内，进而影响了肝的脂肪代谢。过多的脂肪沉积在肝脏中，会影响肝脏的很多功能，这时就容易形成脂肪肝。一般肝脏内的脂肪颗粒超过 10% 以后，就形成了脂肪肝。诊断方式就是通过 B 超检查、抽血，如果血脂偏高，肝功能出现异常，再加上 B 超影像学的诊断，脂肪肝就可以确诊了。若在 B 超下的显示屏上可以看到白花花的油包裹的脂肪肝，基本就到了中重度了。

当人体摄入过多的脂肪，就会影响肝的代谢功能，脂肪颗粒超过 10% 以后，就形成脂肪肝。通过 B 超检查就可以确诊脂肪肝。

轻度脂肪肝并没有明显症状，中、重度脂肪肝主要表现为乏力、肝区疼痛、食欲不振等。

* 轻、中度脂肪肝无明显症状

脂肪肝平时没有什么症状，所以一般人不认为自己得了病。等到每年各单位的体检后，拿到报告一看是中度脂肪肝，需要就诊，才会看医生。所以从这点来看，脂肪肝的症状往往不明显。但是必须了解脂肪肝也有一些症状，比如经常出现的乏力、肝区疼痛等。

* 过度饮酒是脂肪肝的第一诱因

62 岁的老甘有一个 20 多年的老习惯，每顿饭必须要吃肉，而且总要喝两杯。有时候一碟花生米，一瓶二锅头也能凑上一顿。老甘说："上班那会儿也喝，回家也喝。又吃肥肉，那会儿年轻，自个儿身体棒，没有酒、没有肉不灵。" 几年前，老甘觉得自己的肝区隐隐作痛，于是赶紧做了一个检查，但是让老甘不希望看到的事发生了——重度脂肪肝。这样的检查结果也着实把老甘吓了一跳，怎么会出现这么严重的后果呢？

酒精中的乙醇 90% 在肝脏代谢，长期过度酗酒，会严重伤害肝细胞，最终导致肝内脂肪堆积，形成脂肪肝。

专家提示

据统计每天饮四两高度白酒，连续半年就有可能形成脂肪肝。我国有饮酒的文化，但是过度饮酒对肝脏不利。长期过度饮酒是形成脂肪肝的第一大病因。

* 营养过剩、缺乏运动易致脂肪肝

营养过剩、过度地摄入含脂肪过高的食物，比如肥肉、动物内脏，容易导致脂肪肝。偶尔吃一次没关系，但是长期吃甚至每天都吃，得脂肪肝的概率就非常高了。另外，缺乏运动也容易导致脂肪肝。现代人因为生活水平的提升，出行从原来的步行到自行车再到汽车，运动量逐步减少。

* 慢性疾病及药物损害引发脂肪肝

有些疾病可造成身体的抵抗力下降，同时身体的各脏腑功能也会下降，继而可能出现脂肪肝。现在糖尿病发病率很高，三大营养物质的代谢都在肝脏中进行，而糖的代谢出现异常以后，同样可以诱发脂肪肝。

药物性的损害也易导致脂肪肝，比如治疗高血压、糖尿病的药以及治疗结核的抗痨药物，这些都可能有一定的副作用。当然，药必须得吃，可是长期吃有可能损害肝脏，造成药物性的肝功能下降，这个时候饮食再不合理，就更容易诱发脂肪肝了。另外，高脂血症和脂肪肝是一对"难兄难弟"，同时出现的可能性非常高。

管不住嘴、迈不开腿，再加上其他如缺乏运动、滥用药物以及一些慢性病，这些原因综合起来，都可以导致脂肪肝。

营养过剩、缺乏运动是造成脂肪肝不可忽视的因素，另外，药物损害以及慢性疾病都有可能引起脂肪肝。

* 脂肪肝患者的饮食原则

控制饮食是预防脂肪肝的重要内容。多吃蛋白质含量高的食物，比如鸡肉、兔肉、鱼肉，还有豆制品、冬瓜等，都对脂肪肝的控制有益。中医认为脂肪肝是由湿热造成的，多吃冬瓜会起到辅助治疗的作用。中医认为冬瓜有清热利湿、利尿的作用，可以带走身体中的热量和一些代谢产物，所以建议脂肪肝患者多吃冬瓜。

* 增加运动　甩掉肝脏脂肪

40岁的老于是一家房地产公司的经理，这样的工作使他有不少应酬，几乎是三天一小喝，五天一大喝。在一年前的一次体检中，他被查出患上了中度脂肪肝。这让老于害怕了，马上进行了饮食调整与运动减肥，每天坚持锻炼，几乎要走上一个小时，同时也减少了酒和脂肪的摄入。一年以后，他再次复查的时候，医生说他的脂肪肝已经得到了很好的控制。

专家提示

运动是现在大中城市很多市民没有做到位的一个重要方面。运动不足，代谢就不好。建议大家每天都走一个小时，走着下班回家是减少脂肪堆积的好方法。运动是除了药物治疗之外很重要的一个方面，也是预防脂肪肝的很重要的一个内容。脂肪肝是可以预防的，轻度的脂肪肝是可以靠运动逐渐好转的。

预防脂肪肝，要杜绝酒精，调整饮食结构，多吃蛋白质含量高的食物，少吃油腻、煎炸类食品，养成运动的习惯，如慢跑、快步走、骑自行车等。

第十八章

解读健康信号

讲解人：王国玮
首都医科大学附属北京中医医院副院长、感染科主任医师

* 什么是亚健康状态？

* 什么导致了人们的亚健康？

* 如何通过膏方调理亚健康？

疲乏、胸闷、失眠、焦虑、食欲不振，你的身体究竟怎么了？生活起居、饮食运动无规律，第三状态需怎样调理？您是否正处于健康与疾病之间的边缘地带？首都医科大学附属北京中医医院副院长、感染科主任医师王国玮为您讲解潜伏的健康威胁。

*70% 的人群处于健康与疾病之间的亚健康状态

世界卫生组织把人的健康状况分成了三类。第一类是健康人群；第二类是疾病人群；第三类是亚健康人群。真正的亚健康人群占的比例是非常高的，健康人群实际上才占了 10%，还有 20% 是疾病人群，而亚健康人群占了70%。

* 健康的标准

健康的标准有三个。第一个是要身体好，年年体检都正常。但在医学上这只是健康的一部分。第二个是要

生理、心理和社会行为三个方面的状态完好，这样才属于那 10% 的健康人群。

心理健康。现在社会发展快，竞争比较激烈，很多人可能有一定的心理问题，心理压力往往可以导致一些疾病的发生，而它的前期是要经过亚健康的阶段。第三个是社会行为要健康，有一些人对社会、对家庭没有责任感，这是一种不健康的表现，也属于亚健康状态。

* 游离于健康与疾病之间的第三状态——亚健康

亚健康介于健康与疾病之间，在人群中占了 70% 的比例，严重的亚健康还会导致消化系统、神经系统等功能的异常。但亚健康通过调理可以恢复至健康状态。

亚健康其实很多情况下并不见得是疾病，而是一种状态。亚健康的人可能出现失眠，但只是经常失眠，不是天天失眠。亚健康的人还可能出现乏力，如上了一天班觉得没劲，周六周日想睡觉还得加班。有人睡了一天，困的感觉还是没有得到缓解，觉得睡觉对自己来说几乎没有作用。还有的人表现为急躁、易怒、食欲减退、情绪波动，这种情况也属于亚健康，所以亚健康可以导致消化系统、神经系统等多系统出现异常现象，但是并不一定是病。

* 起居无规律、作息不正常易致亚健康

生活无规律很容易造成亚健康，如早晨有时候六点钟起床，有时候十点钟起床，有时候睡懒觉到中午，吃的中午饭变成晚饭，这些都是无规律。缺乏锻炼也是亚健康的诱因之一，有的人上班坐在电脑前基本八小时不动，上下班又开车，懒得去走路和骑自行车，这样身体肯定不健康。

亚健康人群还缺乏科学的调理。很多人不知道自己的亚健康状态需要调理，认为亚健康反正也没生病，体检表还是正常的。所以这造成了很多人对自己的亚健康状态无所谓，但这样很容易对自己身体造成危害。亚健

康虽然没有到疾病状态，但并不代表亚健康不需要治、不需要调理。中医认为，生活中可以建立好的习惯，也可以建立坏的习惯，而健康或者疾病就源于这些好的或坏的习惯。

工作压力大、紧张程度高、饮食不合理、运动不足、起居无规律都是导致亚健康的重要原因。

* 冬季进补膏方调理亚健康

30 岁的王先生在毕业之后进入了一家 IT 公司，当上了高级工程师。这个工作让他很顺心，但经常性的感冒是他最大的苦恼。王先生说："一般别人感冒我都会感冒，比较勤的时候可能一个月两次。" 医生说他的这种状况是由慢性疲劳导致的，需要慢慢地调理，比较适合用膏方进补。经过一个冬天的调理，王先生明显感到感冒次数减少了，精力也更好了一些。

专家提示

膏方实际上是中医里治疗用的药物，或者调理的手段之一。中医里除了膏方，还有丸药、散剂等不同剂型。一般医生会根据个人来开一个处方，这个处方不是中药的草药处方，而是考虑到全部的五脏六腑开出一个方子，比草药处方要大、要完整。这种方子通过加工、中医熬药汁、浓缩以后，变成一种膏状，类似于平时常见的秋梨膏。这种膏方针对性非常强，服用又很方便，一般服用一个半月到三个月，根据自己身体状态来调整。膏方体现出中医的整体观和辨证施治。膏方在南方很普遍，在北方可能用得比较少。

膏方有利于调节亚健康，使人体恢复到健康状态，如果出现精力透支、头晕腰酸、疲倦乏力，可以选择膏方进行调理。

第十九章

破译健康密码

讲解人：王国玮
首都医科大学附属北京中医医院副院长、感染科主任医师

* 怎样的生活习惯可保健康？

* 萝卜和姜有何妙用？

* 办公室一族最实用的运动方式有哪些？

什么是精、气、神的保证？怎么做才能延年益寿？专家的养生之道和健身秘诀是什么？首都医科大学附属北京中医医院副院长、感染科主任医师王国玮为您传授他简单实用的养生方。

＊ 生活规律　起居有常

有些人为了工作，生活都是无规律的，亚健康的主要原因之一就是生活无规律，所以生活规律化是预防亚健康和调理亚健康首先要做到的。两千多年以前《黄帝内经》就提到"起居有常，不妄作劳"。一天安排的工作一定要有规律性，一年四季同样要有规律性，比如自然界有春生夏长，秋收冬藏。

冬天建议在晚上十点到十一点之间睡觉，这是比较有规律的。可能一次两次违背规律没问题，但是长期地违背规律就会造成人的亚健康状态，甚至产生疾病。现在很多年轻人，下班以后还在考虑工作，还留在工作岗位加班，这些都是不太规律的。

生活规律化是预防和调节亚健康的有效方法，要根据季节特点调整起居饮食时间，保证充足的睡眠，合理安排每天的工作。

* 萝卜健脾消食　姜可驱寒保暖

小张最近听同事说了一种养生的方式，那就是吃萝卜和姜，因为同事们都说萝卜的营养价值非常高，而它在调节胃肠、防止贫血、增强免疫方面的食疗效果也是十分的突出，姜有暖胃的作用。于是她每顿饭几乎都离不开萝卜，还要放几片姜。那么她这样的吃法，到底有什么好处呢？

专家提示

中医中很大一部分是养生，而养生中很重要的部分是食疗。中医认为人的五脏跟自然界要对应，春养肝、夏养心、秋养肺、冬养肾。冬天是养肾的季节，要多吃一些温热的食物，比如羊肉、牛肉。

冬天更容易上火，所以可以用萝卜配牛羊肉。萝卜和牛肉炖在一起，一个荤一个素，一个补一个清，能达到在补的同时又不上火的效果。这就是补中有清，清中有补。萝卜含水量非常高，而且有健脾消食、理气的作用，可以促进消化，防止胃病的复发。

中医认为姜不仅仅是很好的药食同源的食物，而且也是一种中药。姜能温中散寒，在冬天可以预防和治疗感冒，对于容易受寒的女性来说，姜糖水也有腹部保暖的作用。另外，在食用螃蟹和鱼虾这类偏寒食物时，姜也能起到温中散寒的作用。在夏天往往吃太多凉的东西，姜的温中散寒还能防止腹泻。姜还有解毒的作用，吃姜能解酒毒和鱼虾之毒。

调节亚健康，要养成良好的饮食规律，合理的营养搭配。如萝卜含水量非常高，它有理气、健脾消食的作用，生姜在驱寒、保暖、解毒方面也有很好的食疗效果。

* 增加运动　远离亚健康

现在老年人的生活习惯非常规律、健康，他们每天走路、骑自行车、打太极拳、爬楼梯都是很好的养生锻炼方式，每天坚持散步半小时到一小时，可以有效地缓解精神压力，对于减肥、保护心血管系统都有很好的效果。

都会通过运动来锻炼身体。中青年要向他们学习。运动其实有各种各样的方式，每个人要找出适合自己的运动方式。比如走路是调整亚健康一个很好的方法，因为走路的时候可以缓解精神压力。如果每天能够散步半小时到一小时是最理想的，走路可以走出健康。很多年轻人怕胖，其实把开车变成走路就是一个很好的减肥方法。既保持了自己的形体，又达到了锻炼的目的。另外还可以选择骑自行车、打太极拳以及现在在年轻人中很流行的瑜伽。不管哪一种运动方式都是贵在坚持。

* 办公室一族最实用的运动方式

第一，在上班的时候应该多喝水，水可以促进排泄，促进代谢。水喝多了自然就想上厕所，这就迫使人运动。第二，把电话放在比较远的地方，这样有电话打进来也是要走过去接，这也是迫使人运动。第三，要经常活动颈椎和肢体，可以防止颈椎病等因久坐造成的疾病。第四，多看看窗外，缓解眼部压力，防止近视眼。一些养生运动在办公室同样可以做。

第二十章

"神仙之食"——山药

讲解人：王国玮
首都医科大学附属北京中医医院副院长、感染科主任医师

* 山药为何被称为"神仙之食"？

* 吃山药会有何裨益？

* 什么样的人不适合多吃山药？

山药是百姓餐桌上的常见食物，它被营养学家称为"神仙之食"。这貌不惊人的"神仙之食"有着我们想不到的营养价值。首都医科大学附属北京中医医院副院长、感染科主任医师王国玮为您讲解这"神仙之食"到底怎么吃才能起到健脾益肾、美容减肥的食疗功效。

* 铁棍山药与普通山药营养价值相差无几

山药又名山药蛋、山薯等。山药貌不惊人，土褐色的外皮，外形呈较细的圆柱状；肉白而坚，咀嚼时口感微酸发黏。不过"药不可貌相"，据《本草纲目》记载，山药性平、味甘、无毒，有益肾气、强筋骨、健脾胃、止泻痢、润皮毛等功效，是一种上等的保健食品及中药材料。山药营养价值很高，它含有大量的淀粉、矿物质、维生素和薯蓣皂苷，这些都对人体非常有好处。

铁棍山药，因形似铁棍得名，外形上看较普通山药要细得多，密度大于普通山药。铁棍山药是河南特产，其营养价值跟普通山药相差不大。

* 多吃山药会让肌肉骨骼更强壮

山药的第一个功效是健脾益肾。中医认为，肾是先天之本，它参与了人体生长发育的全过程，包括生殖、生长、衰老，都跟先天的肾有关系，而山药有益肾的作用。中医讲脾为后天之本，脾主运化，运化即消化，食物变成水谷精微后，也就是通常说的营养，才能用于补充身体的一天所需，所以脾的功能不好时，消化吸收功能也就不好。此外，四肢肌肉的强健也跟脾有关系。中医讲山药有健脾益肾的功能，对于肾、脾都有很好的效果。

* 常食山药可止泻

山药的第二个作用是祛湿止泻，中医讲脾负责水液代谢，所以脾的功能正常才能保证水液排泄的功能正常，不容易造成水液的潴留。湿的源头在于脾功能的下降，所以山药有健脾祛湿的作用。此外，山药还有延缓衰老的功效。由于肾负责人体生长发育全过程，自然也包括衰老，而山药补肾，肾气充足，则体格健壮，同时可以延缓衰老。

* 常吃山药防肥胖

如果您是一个爱美的姑娘，向往有苗条的身材、白嫩的皮肤，则应经常食用山药。常食山药不但能使皮肤白皙，更重要的是山药里有足够的纤维，对于减肥的女性来说是一种天然的纤体美食。

此外，由于山药有预防脂肪堆积及预防动脉硬化的作用，所以对于较胖者和害怕肥胖的人来说，食用山药也有不错的食疗功效，可以用来辅助治疗。但山药仅仅

山药有祛湿止泻、延缓衰老、预防肥胖的食疗价值，所以，如果出现腹泻的情况，以及爱美、想要减肥的人们，不妨多吃一些山药。

可以起到一定的预防作用，并非可以完全治疗肥胖。

* 山药皮刺激皮肤　削皮时应佩戴手套

山药跟土豆同为有性生殖，发芽后的山药尽量不要吃，但在实际生活中，山药很少发芽，反倒是土豆更容易发芽。山药中含有一种黏液质，对皮肤有一定的刺激性，山药削完后表面会发黏，所以大家在削山药皮时，尽量不要沾到手上，如果不慎沾到手上应尽快冲洗，这样便不易造成皮肤刺激，引起瘙痒的症状。

* 生吃山药不易消化吸收

人们常说"能吃生的不吃熟的"，所以很多人认为山药凉拌着吃营养价值会更高。小王在晚餐时也买了点山药准备凉拌，但吃起来却有一种怪怪的味道，小王疑惑了，这山药到底能不能凉拌吃呢？

专家提示

山药含淀粉量非常高，而淀粉是颗粒状的，生吃不易被破坏，不易于消化吸收。因此生吃山药虽然看似没有破坏其原有的营养成分，但是由于没有很好地消化和吸收，等同于浪费，所以建议尽量不要生吃山药。

* 山药粥是很好的健脾和胃食品

首先准备鲜山药 100 ～ 200 克，大米 100 克。然后将山药洗净去皮切成小块，与大米一同倒入锅中，大火烧开后转小火煲制。大概一个半小时，待米汤黏稠后即可关火，这样具有健脾、止泻、益肾补肺功效的山药粥就做好了。

山药皮容易刺激皮肤，所以，削山药前佩戴手套，或者是在双手上涂抹食用油，削山药的过程中不断用泡山药的水洗手能避免这种情况的出现，削完山药后如果出现手痒的情况，涂抹醋可起到止痒的效果。

山药可以和大米煮在一起，还可以加一些莲子，莲子和山药相互配合效果更好。对于大便较稀或者想健脾的人来说，山药粥也是一个很好的选择。中医认为，胃主要负责接受食物，脾负责消化食物，而山药粥具有很好的健脾和胃功效。

* 疏肝理气——香附、山药焖肉

香附是一味中药，有疏肝解郁之效，在门诊中经常用它治疗肝病。事实上，目前有很多人，尤其女性情绪波动比较大，还常常伴有胃疼的症状，其中很多都跟生气有关。中医有个术语，叫肝郁气滞。中医讲肝和脾还有相克的关系，所以肝病患者脾胃的消化系统经常出现一系列症状，这时候用香附来疏肝，肝气疏了，就不容易伤害到脾。山药用来健脾，所以这种相配的关系，对于那些有易生气、脾虚、大便稀、肝区不舒服以及经常容易肝区疼痛等症状的人群来说，这个食疗的方法效果是最好的。

* 不适合吃山药的情况

因为拔丝山药中要用糖，所以糖尿病患者应尽量避免食用拔丝山药。但是对于小孩、血糖正常的健康人是没有问题的，是一种很好的食疗方法，既简便又好吃。

此外，便秘的人不适合吃山药。由于山药有祛湿止泻的作用，所以吃了山药大便会更加干燥，这就是它的副作用。从这点来看，任何食物不是只有好的一面，一定要辨证施膳，因人而异。总之，山药的好处虽然很多，但是注意事项也要记住，要根据自己的情况适量吃山药。

山药的淀粉含量非常高，所以糖尿病患者要少吃或者不吃。另外，山药还有祛湿止泻的功能，所以大便不畅的人最好少食用山药。

第二十一章

天然维生素之冠

讲解人：王国玮
首都医科大学附属北京中医医院副院长、感染科主任医师

* 大枣有什么作用？
* 大枣吃多少合适？
* 怎么吃枣效果才最好？

　　五谷加大枣，赛过灵芝草。大枣究竟有哪些我们不知道的营养价值？怎样吃大枣才最健康？首都医科大学附属北京中医医院副院长、感染科主任医师王国玮为您答疑解惑。

* 区分大枣和酸枣

　　古代更多的是用大枣作为一种食品，即以枣果腹，以枣强身，以枣治病。所谓以枣果腹，指的是古代很多人将之当作主食来吃，起到充饥的作用。当然，在粮食丰收的时候这种情况比较少，但是在歉收时，则需用大枣来补充主食。第二个以枣强身的原因，主要在于大枣确实有很多好的功效。从现代医学来说，其维生素含量较高，中医认为，它能健脾胃且促消化，而且能提高人体的免疫功能，从这一点来说，大枣是很好的强身健体的食物。最后从治病来看——以枣治病，在中医临床上，当患者有消化系统疾病时，就经常用到大枣。

　　所谓大枣，一般指红枣。而金丝小枣的个头要小，

鲜枣和干枣的功效都不错，但是相比较而言，鲜枣维生素含量保持得更好，但是它含水分，肠胃功能不好的人吃完有时会出现胃不舒服的情况。从日常保健以及入药的角度来说，均是食用干枣而非鲜枣。

且掰开后其果质、胶质和糖，在阳光照射下会有金丝一样的质地，但是事实上金丝小枣的维生素含量非常高，比苹果高出几十倍，其营养价值也很好。当然总的来说，枣的种类很多，营养价值相差不大。

酸枣味道很酸，日常生活中并不常吃，但是其药用价值却非常高，中药中常见的炒枣仁就是酸枣仁，经过加工炮制以后，可治疗失眠。现在很多人压力比较大，生活作息无规律，会有一段时间睡眠质量不好且多梦，可用酸枣 30 克，晚上煮水服下，有养心安神的功效。

*大枣的三种作用

生活中肥胖的人很多，而太瘦的人也不少，小贾就是这样一位瘦子，为了增肥，她曾用过多种办法，每天一块巧克力，两袋牛奶，而且还要吃很多高热量的膨化食品，但是都不见效果，最近她在网上看到一则消息，说吃枣可以增肥，她很想试试，这种方法是不是有效呢？

专家提示

中医认为人的消化系统由脾胃负责，这跟现代医学可能有一定的区别。中医认为脾负责消化吸收，即主运化，是后天之本，吃的食物就靠脾来进行消化。中医认为胃是负责接受食物的，所以中医有一句话叫"胃主受纳，脾主运化"。如果接受食物的功能不好，就会不想吃东西，也就是我们所说的厌食。但是如果接受食物的功能正常，吃完后却不消化，那就是脾虚。为什么吃大枣就可以增肥呢？因为枣可以健脾，脾胃的功能增强以后，会增加消化吸收，也就是对食物的营养利用更好。

此外，红枣还有养血安神的功效。枣是红色的，从中医的五色来说，红色是补血的。且红枣养血安神，对于女性效果更好。中医讲男人为阳，女人为阴，从气血来说男人属气，女人属血。养血更多是用于女性出现肝郁，经常生气且心神不宁，包括有时出现躁狂的情况，可以用大枣来进行治疗。中医中有一个方剂叫作甘麦大枣汤，以大枣为主要原料，加以甘草、小麦，治疗前文所提症状有较好的效果。中医认为，大枣确实有养血安神的作用，所以睡眠不好的人群，尤其女士多吃点大枣还是有好处的。

大枣的第三个作用在于补气养血，血虚者常伴有气滞，气滞则血瘀，气滞必然会影响血液循环，容易出现血虚，而大枣既可补气，又可养血，即阴阳双补。对于抵抗力低下的人群，如在冬天容易感冒发烧的人，一般体质特别弱，多吃点大枣，可以有效提高抵抗力。

* 吃多少枣比较合适

大枣甘温，不宜多吃。热性体质，如经常上火者，更不宜多吃，对于一般人来说5～10枚为宜，一个星期吃一到两次为佳。

老王特别爱吃大枣，一般一口气都能吃上好几十个，这天老王吃完大枣五个小时以后，就开始觉得肚子特别胀，还出现了疼痛的感觉，家里人见状，赶紧将他送到医院，经医生检查，老王的肚子里有一个枣皮形成的硬块，它完全堵住了老王的肠道，形成了急性肠梗阻。

专家提示

案例中老王得病的原因：第一，其年龄比较大；第二，他平常胃肠可能不太好；第三，枣皮不易消化，容易造成消化不良。如果吃太多大枣的话，就会出现积攒在胃肠中很难排出的情况。从这点来看，掌握度是能够用枣

大枣具有健脾益胃、养血安神、补气补血三大功能，对于脾虚、消化不良、失眠，以及气滞血瘀的人，可尝试用大枣作为食疗进补的方法。

吃大枣也要讲究"度"的问题，健康人群每星期吃大枣1～2次，每天吃5～10枚为宜，而且枣皮不易消化，有慢性胃病及消化不良的人更要少吃，且最好削皮后再吃。

来强身健体最关键的一个问题，每次吃 5～10 枚效果最好。

* 三种配餐发挥大枣功效

大枣配莲子有养心安神作用，可用于治疗失眠。大枣本身即有养血安神之效，与莲子搭配使用，利用莲子本身养心安神的作用，加之莲子对于心功能不好亦有一定作用。中医认为心主神明，即心脏参与了意识思维活动，人们常说的"累心"就是这个意思，所以思虑过度，往往也可以导致失眠，或者影响睡眠质量。而大枣配莲子因其养心安神之效，故而对失眠有一定的缓解作用。

大枣配橘皮有促消化和止咳的作用。事实上在医学上既可以用橘皮，又可以用陈皮。所谓橘皮就是橘子皮，橘子皮有醒脾开胃的作用，也可促进消化，还有止咳化痰之效。从这点来说，大枣与橘皮搭配更易促进消化吸收，对于厌食，或者饭后不消化，脾虚以及大便偏稀都可用大枣和橘皮来进行辅助治疗。

大枣配红豆有补血之效。大枣和红豆、红糖三红齐用，红色补血，而红豆又名赤小豆，有利尿的作用。所以该方法有很好的补血效果。

* 四红利湿益肝汤护肝健脾

肝是消化系统中最大的脏器。我国有很多慢性肝病患者，很多人面对应酬的压力不得不喝酒，增加了肝脏的负担。四红利湿益肝汤更多考虑的是怎么护肝健脾。

四红利湿益肝汤做法非常简单，其原料为赤小豆、花生、红枣、红糖。中医讲肝主藏血，故而选取的以上四种材料都有补血之功效。该汤的主要功效是健脾利湿，

大枣与不同食材搭配，可以发挥更好的药用价值，比如大枣与莲子搭配可以治疗失眠，与橘皮搭配可以促进消化，与红豆、红糖搭配可以养血补血。

清热消肿，行水解毒。其中行水就是利尿，也就是赤小豆的作用，利尿的同时可以保护肝脏。对于一些慢性肝病患者，还有经常饮酒的人来说，这款食疗方有非常好的效果。此外，对于普通人尤其是女性来说，也有补血的功效。

赤小豆、花生、红枣、红糖一起搭配制作而成的四红利湿益肝汤，具有健脾利湿、清热消肿、行水解毒的食疗功效，对于慢性肝病患者，以及经常喝酒的人有非常好的进补疗效。

第二十二章

小山楂　大奥秘

讲解人：王国玮
首都医科大学附属北京中医医院副院长、感染科主任医师

* 山楂有什么您不知道的功效？
* 吃山楂的注意事项有哪些？
* 山楂与其他食物如何搭配效果最佳？

山楂以果实作药用，性微温，味酸、甘，入脾、胃、肝经。山楂富含多种有机酸，能保持其中的维生素 C，即使在加热的情况下，也很难被破坏，而且它还有消食健胃、活血化瘀、收敛止痢的功能。

山楂有多少种吃法，有什么特别的讲究？首都医科大学附属北京中医医院副院长、感染科主任医师王国玮为您答疑解惑。

* 山楂的功效都有哪些

山楂有活血化瘀、软坚散结之效，如高血压、高血脂、动脉硬化等疾病都可以用山楂来辅助治疗。此外，山楂还有消食的作用，对于动脉硬化有预防的作用。最后，山楂还可以增强心脏的输出力量，增加心脏的活力，也可以起到防止动脉硬化和预防高血压、高血脂的作用。

一位脂肪肝患者，经常喝酒吃肉，身高达 1.9 米，体重达到 140 千克。在给这位患者开药时，医生就向他推荐了一种食物——山楂，要求他每天喝一碗山楂水，以

消食导滞。该患者经过一年的治疗效果非常理想。

专家提示

　　山楂活血化瘀的作用，实际上就是预防动脉硬化，在降低血脂以及治疗脂肪肝时，都要加山楂15克，可以起到软化血管、消食导滞的作用，尤其吃肉多的人，可以多吃点山楂。事实上，对于预防脂肪肝、防止血脂高、胆固醇高、甘油三酯高都有一定的作用，像是针对案例中吃肉造成的动脉硬化、高血压以及脂肪肝，效果都非常好。

* 山楂有预防癌症、治疗痛经的作用

　　山楂还有预防癌症的作用，山楂里含有名为牡荆素的化学成分，从现代科学研究来看，对于预防癌症有一定作用。此外，其对于绿脓杆菌及痢疾杆菌有一定的抑制作用，所以抗菌治痢，也是山楂的功效之一，经常在临床上使用。从其治疗作用和预防疾病的效果来说，山楂的应用都是非常广泛的。

　　治疗痛经也是山楂的食疗价值之一，主要应用于血瘀型痛经，经常有女性患者在看病时提到每次月经都很疼痛，有的是来月经前两天疼得厉害，有的是第一天或第二天疼痛。大多数女性并没有将其当作疾病进行治疗，所以每个月都要经历一次痛苦。但是事实上，痛经是可以治疗的，对于痛经、月经不调，用山楂进行辅助治疗就有一定的效果。

　　鲜山楂中的维生素以及各种矿物质保存得更好，但是对于中老年人来说，吃山楂对牙齿的刺激较强，所以鲜山楂更多是年轻人吃。但是加工后的山楂则会加上糖或者其他的添加剂，比如糖葫芦外包裹的糖浆，就是用

山楂有活血化瘀的功效，对于治疗和预防脂肪肝、高血压、高血脂都有很好的效果，可根据个人体质作为食疗辅助基本的药物治疗。

山楂具有预防癌症、抗菌治痢、治疗痛经的功效，所以，患有细菌性痢疾、绿脓杆菌感染以及血瘀痛经的人群，都可以用山楂作为食疗材料。

来防止山楂太酸，使之更易为人们所接受。但是对于血糖偏高的人群，则须少吃。每个人应根据具体的年龄和体质情况，来选择不同的山楂食品。

*吃山楂的注意事项

小张很爱吃山楂，经常是买一兜子的山楂，一会儿工夫就能消灭得干干净净，但是每次吃完后，她都会觉得胃酸倒牙。她在网上看，说吃山楂，生吃容易刺激胃，还是熟吃为好，小张很想知道山楂到底怎么吃，才最健康。

专家提示

很多人爱吃山楂，却不知道它的注意事项。就山楂生吃来说，第一，不要吃太多，吃 5 ～ 10 枚即可；第二，饭后吃为宜，因为此时胃中已有食物，山楂对胃的刺激就会小一些；第三，吃完山楂一定要漱口，防止对牙齿的刺激。中医认为，酸的食物有软坚的效果，会腐蚀牙釉质，所以一定要注意。

每个人的体质情况和年龄大小不同，比如儿童可以吃生山楂，但是因为生山楂对牙齿有一种酸性的刺激，所以吃完一定要漱口。但是对于中老年人则以熟山楂为宜，可以煮或者泡山楂水。

吃山楂的注意事项中还有一点，脾胃虚弱的人尽量不要吃。如果脾胃本来就弱，且常出现胃胀、稀便、胃疼等症状，就尽量不要食用山楂。此外，胃溃疡、萎缩性胃炎、溃疡性结肠炎的患者，都尽量不要食用山楂。最后，孕妇也不适宜食用山楂。少量的山楂不会造成太大的问题，但是如果食用大量山楂，则会刺激子宫的收缩，容易造成流产。所以虽然民间有酸儿辣女的说法，但是事实上在怀孕以后，吃太多山楂对孕妇并不好。

山楂虽好，但不是每个人都适合食用，脾胃虚弱的人尽量不要吃，而且孕妇也不要多吃山楂，有流产的危险，糖尿病患者也要少吃山楂片、果丹皮等加工食品。普通人不宜多吃，以 5 ～ 10 枚为宜，尽量避免空腹食用山楂，食用后要注意漱口。

* 多种不同的山楂食疗组合

山楂与其他食物搭配食用，可以有效预防多种疾病。首先，山楂与决明子搭配，在降压、降脂方面有明显作用，决明子是治疗脂肪肝最主要的两味药之一。搭配的方法为取生山楂 15 克、决明子 15 克泡水。决明子泡水是很多人喜欢的方法，可以治疗大便干燥、降脂、降压，对于动脉硬化有一定的好处，但是并不能一味地靠它。此外，山楂同荷叶也是一种不错的选择。荷叶有芳香祛湿的作用，对于扩张血管、降脂有很好的效果。最后一个很好的食疗方法是山楂和糯米相搭配，对于开胃消食、活血化瘀有很好的作用。糯米有健胃的作用，大家不要认为大米以及日常吃的这些主食对身体没有作用，养胃最好的方法就是用大米、糯米或者小米熬粥。

蜂蜜山楂粥也是山楂食疗的一个不错的方法。取蜂蜜两汤匙，山楂 5 枚，大米 50 克，先将大米、山楂洗净，放入沸水中煮粥，煮成之后，调入蜂蜜即可食用，早晚各一次，能够促进心脏和血管功能，而且还有润肠通便的作用。

在中医中有药食同源的说法，蜂蜜，既是食物又是中药，有气阴双补、润肺滑肠的作用。中医认为肺和大肠是相表里的关系，大便干燥者适宜在早晨喝蜂蜜水，就是利用了蜂蜜可以润肠的作用。此外蜂蜜还有润肺的作用，而肺养好后，从中医角度来讲，皮肤就好。中医有一句话叫肺主皮毛，皮肤好坏跟肺有关系，如果肺不好，皮肤就会变得粗糙干燥。所以这款食疗方，既可以软化血管，又可以补肺，还可以润肠通便，对于大便干燥、肺功能较差、血脂高或者需要活血化瘀、软化血管的这类人群都可以用。但是因为它有润肠通便之效，大便稀的人不宜食用。

山楂与决明子、大米、糯米或者蜂蜜搭配都可以有不错的效果，对多种疾病的治疗可以起到辅助作用，大家可以根据个人情况进行选择。

第二十三章

找回好睡眠

讲解人：汪卫东
中国中医科学院广安门医院副院长、心理科和睡眠医学科主任医师

＊失眠的原因有哪些？
＊多梦就是没睡好吗？
＊失眠如何自我调控？

反复失眠，究竟为什么？夜里梦多，如何睡得安？睡前喝杯酒能否助睡眠？中国中医科学院广安门医院副院长、心理科和睡眠医学科主任医师汪卫东，告诉您如何摆脱失眠的困扰。

＊ 失眠的原因

首先，消化问题可能会影响睡眠。在中医里有一句话，叫"胃不和则卧不安"，意思是说过量饮食或者消化系统有问题时可能睡眠不好。治疗高血压、抑郁症等疾病的一些药物也会影响睡眠。其次，由环境引起的失眠，比如换一个地方就睡眠不好。再次，某些饮料，比如酒精、咖啡、茶之类，喝完以后过度兴奋，晚上也会睡眠不好。最后，也是大家最不在意的原因，就是心理因素，比如抑郁、焦虑、有恐惧症的人，还有很多其他的情况，都会导致失眠的发生。

失眠的原因主要有四个：身体疾病，环境变化，睡前喝了咖啡、茶等饮料，还有就是心理因素。其中心理因素导致的失眠是最重要也是最容易被忽视的。

* 每天睡几个小时最好

正常的睡眠是非常自然的生理和心理现象。对于睡眠时间问题，如果在人正常的时候，把它设定为任何一个值，严格地说都不合适。生理上说，人应该睡 7 ～ 8 个小时比较好，但是这个值是根据人类的普遍现象得出的一个平均值，这个平均值并不一定对每一个人都适合。例如，小孩睡眠时间很长，可以睡十几个小时，老年人相对来说睡眠时间比较短，可能只有五六个小时甚至三四个小时，只要保证精力充沛，这也是正常的。所以睡眠的时间不应该有一个非常固定的限制，稍微灵活一点，睡 5 个小时第二天起来精力充沛地干活是可以的，时间宽裕多睡一会儿，睡到自然醒也无可厚非。

有的人会给自己定一个固定的睡觉时间，可是睡眠是一个人正常的生理过程，强迫自己睡眠反倒会睡不着，到了一个时间想睡就睡才是最好的。

* 多梦就是没睡好吗

做梦也是人的一种正常的、自然的生理和心理现象，每一个人都会做梦，特别是每天晚上，大概有 1/4 的时间必然处在做梦期，而孩子，特别是婴幼儿的做梦期更长，做梦本身有助于大脑的发育。做梦时间的长短，只有去做睡眠监测才能知道。因为睡眠做梦时的脑电波和不做梦时的脑电波是不一样的，只有这样才能从客观上反映做梦的多少。大多数人觉得自己做梦做多了，或者做梦做少了，或者没做梦都是一个主观的判断，而这个主观判断是不准确的。既然把梦作为一个正常的、自然的生理和心理现象，就不要害怕做梦。梦为什么记住了，

睡眠是一个人正常的生理过程，累了自然就会睡着。睡眠的时间是因人而异的，只要第二天精力充沛，即使只睡四五个小时也是正常的。有些人过于期待能睡到七八个小时，反而会加重失眠的症状。

做梦感觉没睡好不等于真的没睡好。因为人每天都会做梦，只是有些人记不得了。而且睡眠时间的 1/4 都是处于做梦期。

是因为要么做的是噩梦，要么是做了喜梦。做了噩梦醒来以后情绪不好，做了一个高兴的、充满希望的梦，显然第二天很高兴，所以梦跟每一位做梦者的心理过程和心理现象都有关系。

* 简便易学安神操　失眠远离您

安神操动作要领：两脚分开与肩同宽，吸气、手里像捧起个大西瓜一样；再呼气，慢慢将手按下。重复以上动作，练习二十分钟左右，一天做四次。坚持一段时间，对改善睡眠有一定作用。

* 睡前喝酒能否助眠

睡前喝酒助眠是误区。睡前喝酒虽能缩短入睡时间，但会使睡眠变浅，睡眠质量下降。

每天晚上吃饭之前喝一两杯红酒，确实有助于人的身体健康。但是如果本身有失眠的症状，再以酒来助眠，就不能达到助眠的效果。因为酒精对大脑有麻醉作用，它虽然让人暂时睡下，但是必然会破坏睡眠结构，就像吃药一样。一个人如果没有一个正常的睡眠结构，睡眠质量肯定不高。

* 睡眠的自我调控

睡眠的自我调控要注意以下几点：第一，对睡眠要真正地理解，它是一个自然的生理、心理现象，所以不要怕自己睡不着，彻底了解睡眠。第二，白天不要怕累，让自己忙起来，要多交流、多运动。第三，睡前用热水泡泡脚，搓搓脚心，用自己的右手掌搓左边的脚心，用左手掌搓右边的脚心，对改善睡眠有益。第四，做一点自我按摩，所谓自我按摩，即在睡觉之前，先从头部开始按摩，如太阳穴，慢一点左转十下，右转十下，重复几遍。然后按百会穴、风池穴，按摩到有一点点酸疼、酸胀的感觉，然后拍拍大腿，从上往下，两边拍，前

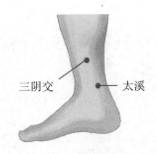

三阴交　　太溪

后拍。这样从上到下叫作引火下行，原来的兴奋点在上面，通过自上至下的拍打慢慢把兴奋点引下去。脚部也有几个穴位，比如踝骨上面三指处靠后的三阴交，按一按，然后再搓搓脚心。这一套动作做完后全身放松，先睡心，后睡眼，失眠的问题就消失了。

第二十四章

警惕失眠背后的疾病

讲解人：汪卫东

中国中医科学院广安门医院副院长、心理科和睡眠医学科主任医师

* 何谓抑郁失眠？

* 抑郁症的症状有哪些？

* 哪些食物对改善失眠能起到一定的帮助？

失眠的发生，往往与一些疾病并行。想睡却不能入睡，天天辗转反侧备受煎熬，到底是何原因？中国中医科学院广安门医院副院长、心理科和睡眠医学科主任医师汪卫东，为您揭开失眠背后的隐情。

* 抑郁失眠和焦虑失眠

苏女士 50 岁，最近这一年，她的性格变得孤僻，也不爱说话了，渐渐地开始出现失眠的情况。每当一到傍晚临睡的时候她就担心失眠，一上床便处在又要睡不着的失眠恐惧状态当中，整晚不停地折腾，越是担心失眠，就越是睡不着。这样的情况已经持续半年多了，着实让苏女士感觉到十分的苦恼。

专家提示

这种情况属于继发性失眠。苏女士不仅有抑郁，有时候还有点狂躁，这是典型的抑郁性失眠。抑郁性失眠常常以早醒，即醒来以后不再睡着为主要特征。这类失眠

常常发生在凌晨两点到四点之间，醒来以后再也睡不着。如果抑郁伴有焦虑的话也有入睡困难。而且抑郁性的失眠早上醒来以后全身乏力，无精打采。

一般在治疗抑郁性失眠时，会使用抗抑郁药，同时又会使用一些催眠药物，这样也会有一些效果。这类疾病的治疗，要在吃药的同时，做一些特殊的心理辅导，配合特殊的心理治疗，患者才能最终从抑郁症状态中走出来，患者最终才能睡得好。如果不把病因治好，短时间内虽然有所改善，但是时间一长又恢复原来的情况。

焦虑性失眠，往往除了入睡困难本身以外，还表现为一系列焦虑症的症状，如想的事情很多、很杂，常表现出身体上的一些症状，如心慌、感觉太阳穴跳、出汗等。失眠只是焦虑症的一个症状，必须把焦虑症治好，失眠才能缓解。所以像这样的失眠，光靠催眠药物是不理想的，一定要用抗焦虑的药物，效果更好。可以采用低阻抗意念导入疗法，又称 TIP 技术，让人先在放松状态下，摆脱掉白天各种各样的矛盾冲突，包括家里的纠纷、工作上的压力、性格中一些不完美的地方，把这些都调整过来，睡眠就正常了。轻度的焦虑可以自己解决，但到一定程度，一定要找医生解决，不能回避。患者常常把焦虑、抑郁的痛苦，用别的东西掩盖起来，好像只要失眠治好了就什么都好了，殊不知道焦虑症或抑郁症不治好，失眠不可能根治。

* 抑郁症和躯体的症状

除了失眠本身的症状，还有一些抑郁症合并躯体的症状。比如有的人常常感觉自己心慌，就去检查心脏，但有可能该患者所表现出来的其实是抑郁症的一个症状，

继发性失眠是由于患者自身的一些其他疾病引起的失眠症状。抑郁性失眠以早醒、醒后无法继续入睡，且起床后全身疲惫为主要特点，并相应出现抑郁症的症状。治疗这类失眠，首先要针对患者的抑郁症进行治疗，并结合心理辅导，才能达到很好的效果。

由于心理疾病造成失眠的患者，一定要做到正确认识并及时治疗心理疾病，这样才能彻底治愈失眠。

一个发生在心脏部位的感觉上的症状，他的心脏本身并没有疾病。抑郁症常常出现一些躯体化的症状，患者会感觉自己是身体上的疾病，比如某些部位会感到疼痛。不要认为一有症状就一定是身体出现了问题，有的症状仅仅是自我的一种心理上的感觉异常，医学上称为感知觉障碍。所以有的抑郁症患者，治了一辈子效果都不太好。因为没有解除真正导致抑郁焦虑的那些问题，光靠药物很难彻底解决，药物必须和心理治疗结合起来。

* 心理疾病与身处环境以及自身性格有关

心理疾病往往是由适应生活环境能力差和自身性格特点所决定的，所以在生活中要学会适当地宣泄自己的情绪，保持乐观开朗的心态，选择正确地与人沟通的方法，这样既能使内心得到平衡，还能减少失眠的发生。

* 按揉穴位可提高睡眠质量

自我按摩可以提高睡眠质量。在睡眠之前，可以用温水泡脚，然后用手心按摩脚心涌泉穴，这是一种很好的诱导过程。中医将其称为气血下行，现在心理学上叫把意念往下引导，从而使大脑负责睡眠的皮层放松下来，就能进入睡眠状态。此外，有助于睡眠的穴位还有足三里穴、三阴交穴、内关穴等。

在日常入睡前，经常按摩涌泉、足三里、三阴交、内关等穴位，可以起到放松精神、提高睡眠质量的作用。

* 许多食物都可以改善失眠

菊花是一味中药，它除了清热解毒以及明目的作用外，也有镇静的作用，可以有效改善睡眠质量。改善失眠的食物还有牛奶，牛奶里面含有大量的钙以及色氨酸，有助于睡眠。蜂蜜、土豆和香蕉都含有一些对人体有用的、对睡眠有帮助作用的物质。事实上，这些食物的作用并不大，不可能治疗失眠症、解决失眠问题，但是在平时的饮食当中注意适当增加食用的量，会对改善睡眠有一定好处。

在日常生活中，适当增加一些牛奶、蜂蜜、土豆、菊花、香蕉等含有安神、镇静功效的食物，能够对改善失眠起到一定的帮助作用。

第二十五章

勿让睡眠变成病

讲解人：汪卫东
中国中医科学院广安门医院副院长、心理科和睡眠医学科主任医师

* 什么是发作性睡病？
* 多睡可以美容吗？
* 打鼾有什么害处？

　　活泼少年，为何频频晕倒在地？缺觉如何补才科学？多睡真的能延缓衰老吗？中国中医科学院广安门医院副院长、心理科和睡眠医学科主任医师汪卫东，为您揭开健康睡眠的奥秘。

* 什么是发作性睡病

　　12岁的小林，最近一年来，被一种奇怪的情况所困扰，那就是爱睡觉。也许对大家来讲正是发育的年龄爱睡觉也不算什么大毛病，可是小林的爱睡觉却有些特别，她不但走路时会突然倒地睡着，而且和人说着话也能睡着。一天之中能突然倒地三十多次，这让她的家长很着急。

专家提示

　　小林是一个典型的发作性睡病的患者。在嗜睡症里面分为三大类：第一类为发作性睡病；第二类为呼吸睡眠暂停综合征；第三类为心因性嗜睡。

发作性睡病不是晕倒，而是患者自己难以控制的睡眠状态，因为患者自己无法控制，当犯困的时候想不睡都做不到。该病发作次数不等。因为白天不断出现睡眠过程，患者晚上的睡眠质量很差，睡不踏实，会出现各种各样的精神的和神经的症状。发作性睡病有如下四个典型的症状：第一，睡瘫，早上起来以后躺在床上起不来，感觉瘫痪在床上。第二，猝倒，走路时会突然摔倒。第三，笑瘫，笑着笑着就会倒下去。第四，出现幻觉。目前发作性睡病的病因虽然还不清楚，但是它与精神、心理因素有一定的关系，通过系统的治疗，可以达到很好的治疗效果。

发作性睡病发作时会使患者产生不可抗拒的睡眠欲望，从而使患者不分时间、地点，急速入睡。目前发作性睡病的病因虽然还不清楚，但是它与精神、心理有一定的关系，通过系统的治疗，是可以达到很好的治疗效果的。

* 多睡可以美容吗

李女士 25 岁，她听说睡眠时间长有助于美容，从此每天没事的时候就在家里睡觉，几乎每天的睡眠时间都达到 12 个小时，有的时候睡得少了，她还会特意地把觉补回来，她这样做，真的就能达到美容的效果吗？

专家提示

李女士的状况属于心因性嗜睡症，即自认为睡眠可以美容，所以强迫自己入睡。正常合理的睡眠有助于美容，这一点是没错的，但是超过范围的睡眠则不利于美容。因为一个人的睡眠跟生理状态相关，睡眠过多则必然会运动减少，一旦少动而多睡，身体就容易发胖。而且睡太多容易导致皮肤起皱纹。在我国，还有不少人带着这种多睡可以美容的错误观念，这是一种消极的美容心态，可以把它定为心因性嗜睡症。

* 打鼾并不是睡得香

打鼾时往往处于浅睡眠状态，睡觉时经常打鼾，大脑容易缺氧，因此，打鼾并不是睡得香的表现；相反，严重的打鼾可能还是病态的表现。打鼾有以下几个类型：第一，是正常的打鼾，如累了或者是喝酒以后都容易打鼾，但是这种打鼾比较均匀；第二，是呼吸睡眠暂停引起的打鼾，这种类型往往与很多因素有关，一种是某些人在身体结构上有异常，如下巴尖且往里收的人就比较容易打鼾，还有一些其他结构，如脖子特别粗，嗓子里面的软组织特别厚，会阻塞呼吸的过程引起打鼾。此外，还有一些疾病也会导致打鼾，如鼻塞、肥胖等。要解决打鼾的问题，比较好的办法就是佩戴呼吸机。

* 打鼾的害处

打鼾有哪些害处？第一，打鼾会对人的睡眠构成危害。晚上睡不好会导致白天精神不振，昏昏欲睡。所以除了发作性睡病，这一类患者如果作为司机，也很危险。从身体角度看，患者会缺氧、不舒服、总觉得睡不够。第二，这种状态容易导致很多的疾病，比如高血压、心脏病。有一些患者在睡眠当中可能因呼吸暂停时间太长而猝死。在国外用呼吸机不断地给患者输氧，可以防止类似意外的发生，所以如果很严重的话还是应该戴呼吸机。

打鼾会带来很多疾病，而这些疾病又与打鼾互为因果。比如肥胖与打鼾的问题，由于打鼾造成缺氧以后要补偿，因此打鼾的人通常食欲会特别好。同时胖人也特别爱吃，而且吃的口味还特别重，这就导致胖者越胖，而胖了以后也更容易打鼾，致使整个身体的内分泌系统都是紊乱的，代谢状态也是紊乱的。在这种状态下，显然疾病和睡眠呼吸暂停互为因果。

　　治疗打鼾最常用的方法是佩戴呼吸机。此外，在睡觉的时候还可以通过改变睡姿达到不打鼾的效果。如果口腔、鼻腔、咽喉有别的问题阻塞气道，可能还要做一些手术。对于肥胖者打鼾，也可以采取减肥的方式缓解。

打鼾其实也是一种疾病，它不但会降低患者的睡眠质量，严重时还会产生呼吸暂停，威胁生命。要想控制打鼾，除了一些先天性生理结构造成的打鼾患者，需要一定的特殊治疗外，绝大多数人要从控制体重、选择正确的睡姿做起。

第二十六章

补药抗癌有误区

讲解人：王笑民

首都医科大学附属北京中医医院副院长、肿瘤中心主任、主任医师

* 人参真的有抗癌的效果吗？

* 不同种类的人参功效有何差别？

* 海参虽好，如何使用才能发挥功效？

众人皆爱人参，究竟是何原因？冬季海参进补，难道毫无禁忌？都说烂姜不烂味，发霉的生姜我们该如何处理？首都医科大学附属北京中医医院副院长、肿瘤中心主任、主任医师王笑民教您如何正确利用补药对抗可怕的肿瘤。

* 人参抗癌效果好

人参在《本草纲目》中被称为"神草"，它主要产于吉林长白山国家自然保护区内。古时候主要用它来补五脏、安精神、定魂魄、止惊悸，现代医学研究表明，它也具有抗肿瘤的作用。

市场上的人参主要有四类来源：第一类是园生，就是园子里培养出来的；第二类是林下参，在吉林的深山野林里面，派飞机大面积播种，播种以后把山封起来让其自然生长，它接近于自然生长起来的参；第三类是移山参，把苗圃里培养的参苗移到山上后自然生长；第四

类是野山参，也就是深山老林里的参。但无论哪种类型的参，它主要药理成分均位于表皮上。

* 不同种类的参功效不同

红参温阳补气的作用是最强的，如果阳气不足身体虚，畏寒怕冷，用红参是最适合的。西洋参跟白参都有养阴、止咳、润燥的作用，但西洋参养阴的作用最强，适宜容易上火的人吃。在抗癌治疗的过程中，太子参和党参使用最多。太子参补而不燥，党参补脾胃，但是它补气力量较强，气有余便是火，因此容易上火。女士如果虚，有寒象可吃白参和红参，而阴虚内热的患者，吃点白参和西洋参是比较好的。

* 人参作用多

人参能够提高免疫力，激发人体的免疫功能。人参中含有一种成分，可以直接抗肿瘤，该成分有抗血管生成的作用，肿瘤长大必须要有血管供血，把血管抑制后，供血不足可导致肿瘤无法生长。这个成分还可以直接对肿瘤细胞起到抑制作用，防浸润、防转移。

* 人参的正确使用方法

人参，味甘、微苦，性微温，能大补元气、生津止渴、安神益智，临床上经常用于手术等有创治疗后，或者晚期肿瘤患者气血亏虚、元气大伤者。人参的服用方法很多，最方便又不浪费药材当属切片泡茶，每次取3克左右，5～10片，放入杯中，冲入沸水，加盖闷半小时后代茶饮。可以反复冲泡，直到参茶变淡无味，最后连渣嚼服。

红参温阳补气的作用最强，对于阳气不足、怕凉的人适合于吃红参进行滋补，但是对于容易上火的人来说，选用补而不燥的太子参比较合适。

111

含服人参要根据自身的身体情况。属于阴虚和血虚的患者，可以选择养阴的食物，比如鳖甲、龟板这些，典型的还有沙参、麦冬等。如果属于气虚、阳虚的患者，则为动力不足，可以用一点红参、白参补气，还有太子参、党参补肾阳。

* 海参虽好　使用有方

海参，距今已有六亿多年的历史，海参全身长满肉刺，同人参、燕窝、鱼翅齐名，是世界八大珍品之一。海参不仅是珍贵的食品，也是名贵的药材。据《本草纲目拾遗》中记载：海参，味甘咸，补肾，益精髓，摄小便，壮阳疗痿，其性温补，足敌人参，故名海参。

海参是阴阳双补之物，有补阳和滋肾阴的作用，但补阳作用较强，不宜长期过量食用。中医认为海参是胶体的东西，比较滋腻，吃进去后需要脾胃消化，容易导致消化系统出现问题。

* 海参食用不当也会有问题

海参一个星期吃一两次足矣，一个月最多五六次，多了会不易消化。如果阴虚、尿频、腰酸、易疲劳，则可以每天食用。冬季食用海参有温阳滋补的作用。但食用海参需要注意：第一，要少量吃，吃多了影响脾胃功能。第二，海参虽然是阴阳双补，但是它性温，主导作用还是补阳气。这种情况下，如果是阴虚火旺的患者要慎重。第三，海参蛋白质含量高，高蛋白代谢产物通过肾脏排出。如果吃多了，会增加肾脏的负担。此外，石榴、葡萄、山楂这些酸性水果，跟海参一起食用会影响蛋白质的吸收。

由于海参比较滋腻，如果多吃容易导致脾胃消化功能失调，对于阴虚火旺的患者，吃海参要慎重，很可能会上火。海参含有高蛋白，多吃也会增加肾脏的负担，所以对于用海参进补的人来说，每周吃一到两只即可。

第二十七章

药食有别　滥用伤身

讲解人：王笑民

首都医科大学附属北京中医医院副院长、肿瘤中心主任、主任医师

* 泻药能减肥吗？

* 是药三分毒，长期用药有什么注意事项？

* 绿茶防癌是什么原理？

泻药减肥，真的可取吗？长期使用减肥药要注意什么呢？中药对人体无害吗？绿茶真的可以防癌吗？首都医科大学附属北京中医医院副院长、肿瘤中心主任、主任医师王笑民为您讲解。

* 是药三分毒　有损体内脏器

小白非常在意自己的身材，每天早上起床第一件事就是称体重，只要发现自己体重有一丁点的增加，就会给自己泡上两杯番泻叶，喝完后一天内就会经常地跑厕所，她对此特别地满意，认为能保持好身材。那么她的这种做法正确吗？

专家提示

小白的做法并不能真正达到保持身材的作用。首先，如果长期服用番泻叶，会产生耐药性，有可能番泻叶的剂量会越用越大。此外，番泻叶中含马兜铃酸，长期服用会损伤肾脏。虽然服用番泻叶可以治疗便秘，但是长期服用会使消化系统紊乱，对身体造成损害，更加不应

该用其减肥。

中药进入胃中，需要胃来消化和吸收，然后通过肝脏代谢，因此，中药也会加重消化系统、代谢系统、排泄系统的负担。如番泻叶是非常寒凉的药品，中医认为它会伤脾胃功能，同时伤脾胃的阳气，而且长期服用番泻叶会产生耐药性。

* 中药同样有副作用　用药应当谨慎

长期服用中药同样会对身体造成危害，这就需要注意中药的配伍。比如长期地服用伤脾胃的寒凉的药，同时可配上太子参、茯苓、党参、白术、怀山药等，以补脾胃之气。此外，长期服用中药，一定要检查肾脏功能。许多中药材里都含有对身体有害的成分，如木通、木香、防己、细辛、白英等，都含有一种称为马兜铃酸的物质，会损伤肾小管，最后导致肾功能衰竭。因此，在使用时要慎重。此外，还有一些抗肿瘤的药物，如紫杉类的药物，若拿来直接熬，对肾也是有损伤的。

还有许多药物都有一定的副作用。例如，过去经常用来治疗恶性肿瘤的黄药子，会引起比较严重的肝损伤，甚至引发肝癌。另外，附子温阳作用非常强，人参跟附子配伍有一定的强心作用。但如果生附子剂量过大，对心脏是有毒性的，可引起心律不齐、心衰。再者，天花粉对肾和肝都是有毒性的。所以如果有老年退行性病变，如心脏病、高血压，包括恶性肿瘤恢复期，需要长期用中药维护身体的阴阳平衡时，要慎重使用。此外，把握用药时间非常重要。

长期用药的患者需定期去医院进行检查，在整个用药的过程中，应一个月做一次生化检查，包括肝功能、

中药对人体也有一定的副作用，比如黄药子会对肝脏造成损害，附子可能会引起心衰，天花粉对肝和肾都有损害，长期服用需谨慎，尤其在剂量上更要慎重考虑，切勿擅自用药。如需长期服用中药，应遵医嘱并定期到医院进行检查。

转氨酶、胆红素，以及肾功能、肌酐、尿素氮等指标，这样可以保证用药的安全。

* 芦荟对少数肿瘤的预防有一定作用

唐女士一直特别注重美容和养生，为了让皮肤更加细腻，特意在自家的院子里种了一些芦荟，每天用新鲜芦荟敷脸，后来听说，吃芦荟可以防癌，自己在家研究了很多烹饪芦荟的方法，每天都给自己来上一碟芦荟，还经常同朋友传授经验。芦荟真的能够防癌吗？

专家提示

芦荟外敷有一定的美容功效，而且对腹水型肿瘤有一定的作用，但是单纯食用芦荟并不能治愈肿瘤。此外，芦荟有一定清肝杀虫的作用。但是芦荟寒凉，不适合天天食用，在食用时也需慎重。

* 绿茶饮用有禁忌

饮用绿茶的正确方法是：用热水烫杯后，取茶入杯，沿杯边注入适温的水，至杯容量约 1/3 处，然后微微摇晃茶杯，使茶叶充分浸润。此时，正是闻香的最好时候，稍等约两分钟，待干茶吸水伸展，再沿杯边注水至满，香郁可口的绿茶就泡好了。

新茶中的茶多酚、醛类、醇类物质没有经过氧化，对脾胃有刺激作用。因此，不宜马上拿来饮用。此外，空腹喝茶会使茶叶中的有毒物质刺激身体，导致心脏不适。

由于茶中的茶多酚等物质会对脾胃造成刺激，所以空腹不宜喝茶。另外隔夜茶也不建议饮用，因为茶水长时间与空气接触会滋生大量的细菌和霉菌，不利于身体健康。

＊需要根据个人体质选择不同的茶

并不是所有的茶都适合饮用，应根据个人体质进行选择。比如龙井饮用过量后，会对脾胃功能造成损伤，发生反酸的症状。如果脾胃功能不太好，容易拉肚子，或者吃东西容易肚子胀、打嗝，脾胃虚寒的人，喝绿茶会加重症状。

茶叶中的茶多酚具有抗肿瘤作用，其中绿茶含有的茶多酚最多。但是茶叶也应该根据自己的体质进行选择，脾胃虚寒者不宜长期饮用绿茶。

＊茶中的成分茶多酚可防肿瘤

茶叶中的茶多酚可抗血管形成、抗氧化，对预防肿瘤有一定作用。此外，对胃肠的肿瘤细胞有抑制作用，所以喝茶对防止肿瘤发生的确可以起到一定的作用。

第二十八章

辨证防治心绞痛

讲解人：史大卓
中国中医研究院西苑医院副院长、主任医师，中国中医科学院心血管病研究所所长

* 中医如何诊断冠心病？

* 心绞痛发作中医如何治疗？

* 心绞痛缓解期如何辨证施治？

当身体突发异样疼痛，怎样才能判断是否是冠心病在作祟？面对心绞痛的威胁，我们又该怎样应对？中国中医研究院西苑医院副院长、主任医师，中国中医科学院心血管病研究所所长史大卓，为您讲解运用传统医学治疗冠心病的方法。

* 心脏缺血导致心绞痛

殷先生 74 岁，退休后生活过得十分安逸，可是就在去年的 5 月，他常突然心口疼痛，而且十分的憋闷，呼吸困难，来到附近的医院就诊，经过全面的检查，医生诊断，殷先生出现的这些症状是由冠心病心绞痛引起的。

专家提示

殷先生的情况符合冠心病心绞痛的症状，心口疼痛持续一段时间，而且疼痛的位置不太固定，呈片状，这一特征在冠心病心绞痛当中还是比较特殊的症状。

目前，我国冠心病的发病率逐渐提高，而且呈现年

轻化的趋势，成为严重威胁我国人民生命和健康的重大疾病。冠心病导致的心绞痛是由于心脏缺血、缺氧导致酸性代谢产物积蓄，刺激神经末梢产生疼痛的感觉。这个感觉有些人表现比较典型，有些人则表现不典型。因为心脏的形状是较大的椭圆形球体，它缺血的部位不同，表现的方式也不同，患者的伴发疾病不一样，体质不一样，感受不一样，疼痛的感觉也不一样。

* 心绞痛如何与其他疼痛区别

普通的疼痛有如下几个特征：第一，持续的时间比较长且不分昼夜连续疼痛。第二，一般情况下疼痛不固定，多数局限于一点。第三，如肋软骨病变，肋骨病变，神经病变等多数会出现压疼。

心绞痛有如下四个特点：第一，疼痛是阵发性的，最长持续 3～5 分钟。第二，疼痛有一定的诱因，就是引起心脏耗氧，或者促进冠状动脉痉挛的一些原因。如劳累、剧烈活动、爬楼梯、爬山时出现突然疼痛，稍微休息后便得到缓解；抑或是突然间情绪激动后马上发生心绞痛，再比如突然之间遇到寒冷刺激之后突发心绞痛等。第三，心绞痛疼痛部位不固定。心绞痛不只会出现在胸部，背部、上腹也有可能。心绞痛呈片状而非点状，它可以发生在心前区的任何一个部位，还可以发生在下颌或牙齿，甚至可以放射到前臂及前臂内侧，也可以放射到背部等。第四，服用硝酸甘油三分钟之内疼痛就可得到缓解。

* 中西医结合诊断冠心病

中医的望、闻、问、切很难判定患者是否患有心绞痛，

普通疼痛持续时间比较长，疼痛通常固定在一点，且通过按压触及会感觉疼痛；而心绞痛的典型特点是疼痛持续时间较短，疼痛有一定的诱因，疼痛部位不太固定，并且用急救药后症状有一定的缓解。

但对于有临床经验的医生来说通过详细的问诊，如询问患者家族史情况，是否具有冠心病的危险因素（如高血压、高血脂、糖尿病、肥胖），是否运动量过少，是否出现阵发性的胸部不适等来形成一个初步的判断。如果确认有此类症状后，建议采用冠状动脉造影、冠状动脉 CT 进行进一步的检查，得到冠状动脉狭窄程度的确切数据，确诊是否患有冠心病。单靠中医诊断冠心病是不现实和不客观的，需要中西医结合诊断。

* 心绞痛发作期治疗以活血化瘀为主

中医在两千年前的《黄帝内经》当中，就有关于冠心病、心绞痛症状的记录，记载中就有对于胸痹、心疼这些症状的相关描述（胸痛彻背，背痛彻心等）。古代中医描述的症状与现代的症状比较相似，因而中医对于冠心病心绞痛形成了一系列的治疗方法。

中医说"通则不痛，痛则不通"，疼痛的发生，原因在于血液瘀滞，气滞血瘀。而血脉不通的原因有很多，如受凉、气滞、痰阻等，这些因素都可以导致血脉运行不畅，血脉瘀滞发生疼痛。中医在治疗此类病症的时候，强调使用芳香温通的药物。目前常用的速效救心丸、宽胸丸、宽胸气雾剂等都是由该类芳香温通的药物制成。此类药物临床上对缓解疼痛有比较好的疗效，尤其是速效救心丸。此类速效制剂对于出现硝酸甘油抵抗、耐药的心绞痛患者，临床上比较实用。另外此类药物的剂型不一，有滴丸和气雾剂等，气雾剂可以通过肺循环、小循环直接到达心脏，相比于滴丸更易吸收且疗效更好。滴丸药物服用要采用舌下含服，舌下含服可以使得药物直接进入血液，通过血液发挥作用，比口服用药经过肠冠心病患者家中要常备急救药物，当突发心绞痛时应立即服用，并让患者保持休息，在第一时间拨打急救电话，寻求医护人员的帮助。中医认为：心绞痛是由于血脉瘀滞而产生疼痛，中医治疗时，强调服用芳香温通的药物，如速效救心丸、宽胸丸、宽胸气雾剂等。

胃见效快。

尤其需要注意的是发生心绞痛后，一定要及时休息，停止做一些有可能进一步加重心肌缺血的耗氧运动，同时尽快含服硝酸甘油，如果3分钟之内不缓解，再含一次硝酸甘油，可连续含服3次，同时尽快拨打急救电话。

* 心电图不能确诊心绞痛

单纯依据心电图反映来诊断冠心病，可靠性大致在40%，而实际情况证明可靠性更低。倘若怀疑得了冠心病，最好能够对自己的病史、家族史、日常生活习惯有一个详细的了解。并且需要做一些必要的检查，如血液生化、血脂、血糖、血压等。

* 心绞痛缓解期应辨识体质个体化治疗

心绞痛缓解期，对冠心病的治疗，需要详细区分冠心病患者的寒热虚实。中医首辨虚实，在治疗期间以实为主时，出现血瘀、痰浊症状，需要注重活血化瘀、化痰等。以虚为主时，因为体虚，因此就要偏重于补气血。冠心病的虚主要是在于气、在于血、在于肾，因此在进行治疗时就要通过补气活血、益气活血、补肾活血的方法治疗。在缓解期，主要的目的是缓解疼痛，减少心脏病发作，预防心肌梗死，提高患者的生存质量，补气活血、益气活血、补肾活血这三种疗法都有很好的疗效。

* 针对性地采用个体化方案进行治疗

房女士81岁，患有冠心病，每当她受寒的时候，就会出现心绞痛的症状，服用速效救心丸之后，效果却并不显著。在治疗期间，医生建议她今后再发作时，要服用苏合丸进行缓解。王女士也是一位心绞痛患者，每当她情绪激动或生气的时候，就会出现心口疼的症状，这时她也服用医生推荐房女士的药物，但是效果却并不太明显，这让两人有些疑惑了，为什么同样是心绞痛，怎么服用了同样的药物，效果却不同呢？

专家提示

中医常说寒热虚实不同，治疗时采用个体化治疗，也就是中医所说的辨证施治。因为每个患者的病属不同、体质不同，导致治疗方法也不同。个体化治疗的精髓在于灵活辨证，个体化施治。个体化治疗也被西医所认同，如对于硝酸甘油的使用效果、出现气瘀气滞的原因都存在个体差异性。房女士见冷发作很可能是阳虚，血脉瘀滞；而王女士生气发作很可能是气滞气瘀，需要采用益气活血的方法治疗。

人的体质分寒热虚实，在冠心病平稳期治疗心绞痛，应分清冠心病患者属于何种体质，从而有针对性地采用个体化方案进行治疗。

* 饮食中庸保平安

饮食对于冠心病的预防有重要的作用。在日常生活中，多食富含维生素的食物，如茄子、芹菜、青椒、燕麦等，更有利于预防冠心病；而食用过多大鱼大肉特别是油炸食品，则不利于预防。油炸食品所使用的油经加热氧化转化成饱和脂肪酸，饱和脂肪酸对人体血管、内皮细胞会造成有害影响。简而言之，饮食中庸才能保健康。

第二十九章

中医化解心脏危机

讲解人：史大卓
中国中医研究院西苑医院副院长、主任医师，中国中医科学院心血管病研究所所长

* 心肌梗死有哪些典型症状？
* 心肌梗死后如何恢复？
* 发生心肌梗死前有哪些征兆？

中西医结合治疗心肌梗死有哪些好处？怎样才能避免心肌梗死的发生？中国中医研究院西苑医院副院长、主任医师，中国中医科学院心血管病研究所所长史大卓，为您讲解运用中西医结合疗法治疗冠心病的奥秘。

* 中医对心肌梗死症状的记载

心肌梗死是冠心病当中较急、较重的一种类型。从中医的角度定义心肌梗死比较困难，因为心肌梗死是现代的病名，在传统的中医古典书籍当中没有心肌梗死这个病名。但如果谈到心肌梗死的症状及严重程度，在我国古代中医书籍当中有很多论述。

* 心肌梗死的典型症状

刘老先生已经78岁了，一天他到医院调理一下自己的肠胃时，身体突然出现了不适。主要是左边肋骨疼痛比较严重，坐着都觉得很难受。幸运的是刘老先生当时

正在医院，被医生发现之后立即进行救治，最终诊断为突发性心肌梗死，如果治疗不及时，他的生命会受到直接威胁。

专家提示

　　心肌梗死一般情况下发作较突然，同时伴有一些常见的如疼痛剧烈、血压低、患者出冷汗等血流动力学改变。心肌梗死的患者，因为梗死的部位、梗死的程度、本身的身体素质不同，心肌梗死时所表现出的疼痛程度也不同。另外有部分患者没有典型的症状，发病时没有感觉。也有些患者梗死时会伴随脑卒中、休克，或者是心衰。

* 通过症状辨别心肌梗死及突发原因

　　心肌梗死的疼痛和一般的心绞痛相比有几个特点：第一，疼痛时间比较长；第二，不容易被硝酸甘油或速效中药制剂缓解；第三，容易伴有血压改变、出汗、濒死感等。据国内外研究发现发生心肌梗死的原因，不在于血管狭窄程度如何，而在于血管中的斑块，即平时所说的动脉粥样硬化斑块表面的光滑程度、厚度、稳定程度等。如斑块腐蚀，表面形成溃疡，并伴有出血，这样的斑块容易发生血栓堵塞从而引起心肌梗死。多数患者斑块是比较稳定的，所以平时没有任何症状。当然不排除一部分患者，原来是稳定性的、劳力性的心绞痛，逐渐变成不稳定性的心绞痛，最后发生心肌梗死。

* 心肌梗死后很难恢复

　　心肌梗死后，若想完全恢复很困难。倘若在有效的时间内，如发病两三个小时以内及时恢复供血，恢复心

心肌梗死典型症状有：胸部长时间剧烈疼痛，甚至有濒死的感觉。血压低，出冷汗、出现嗓子疼、胃疼、休克这些症状时，也可能提示心肌梗死的发生，有的患者甚至没有任何症状。

心肌梗死和心绞痛的区别有如下三点：第一，心梗疼痛时间长；第二，心肌梗死服用硝酸甘油不会迅速缓解；第三，心肌梗死会出现血压改变，伴有濒死感等症状。心肌梗死是心脏血管内的斑块脱落或体积增大导致血管狭窄，从而影响心脏正常供血。

肌功能，心肌的活性有可能恢复，如果超过 3 个小时甚至 10 多个小时，这时候心肌完全坏死，想彻底恢复则比较困难。心肌梗死是一个复杂的过程，这个过程不能简单地理解为局部坏死，而是坏死的、未坏死的、缺血的、有损伤的细胞混杂在一起。损伤的、缺血的细胞功能可以恢复，倘若一旦坏死，心肌功能将受到影响，便难以恢复。

* 心肌梗死的急救措施

58 岁的王先生患有高血压和心绞痛。这天，王先生打了整整一夜麻将，凌晨四点多，他突然感觉不舒服，心口疼、冒虚汗。几个小时之后，情况仍然没有好转，于是家人将他送到医院。经过检查，王先生被诊断为心肌梗死。由于耽搁的时间太长，最后只能接受手术治疗了。

专家提示

中老年人感到胸口疼痛应及时就诊，切莫延误，另外，发作时应立即采取自我急救，服用硝酸甘油等急救药物缓解疼痛。

* 判断心肌梗死的标准

第一，患者是否有相关的危险因素。如有高血压、糖尿病、高脂血症、吸烟、缺少运动、肥胖或有动脉粥样硬化病史等易导致冠心病的危险因素。

第二，典型的疼痛症状。突然出现胸疼，出冷汗，有濒死的感觉，且疼痛不能通过按压、服药缓解，此时要引起极大的注意，很有可能不是心绞痛而是心肌梗死。当病症发作时，患者自身已经处于不自控的状态，这时身边的人就应立刻采取相应的措施。

* 心肌梗死发作时的自救方法

心肌梗死发作时患者受到任何刺激都会增加心肌的耗氧，因此切记不要刺激患者。此时需要采用如服用硝酸甘油、静卧不动等措施尽可能地减少患者心脏的耗氧。硝酸甘油可以增加心脏供氧和心肌供血。具体措施为：在患者发病时先让患者静卧，随后拨打急救电话，再服硝酸甘油，或舌下含服速效救心丸，随后及时送医院就诊。

* 中西医结合治疗化解心脏危机

在心肌梗死的急救期，最好不要使用针灸刺激。在恢复期可以用一些针灸疗法。在急性期的时候，服用一些常用的中药、速效止痛的中药结合西医的常规治疗会有比较好的效果。

中医在 20 世纪七八十年代，制定了一个抗心梗合剂，这个抗心梗合剂，由黄芪、党参、黄精、丹参等六种组成，当时四家医院观察治心肌梗死的患者，发现在西医常规治疗的基础之上结合这类药物，可以明显地减少住院患者的死亡率，可以减少如心衰、心律失常、休克等心肌梗死的并发症。通过近几年对中药的观察发现，一些活血化瘀的中药结合西医的常规治疗，对改善心肌梗死的临床症状、改善患者的预后心脏功能有一定作用。

医生观察了大量患者临床上的表现发现，在目前西医常规治疗如手术治疗（搭桥、介入以及心肌梗死之后的二级预防），服用常用药物如阿司匹林、降脂药等的基础之上结合中医治疗，能够对患者加重的病情起到一定抑制作用。

当冠心病患者发生心肌梗死症状时，应立即给患者服用急救药物，并及时拨打急救电话寻求帮助，并且要让患者保持休息，不可刺激患者，不要轻易地给患者做心肺复苏。

在心肌梗死患者接受治疗时，采用中西医结合的方法，不仅可以增强急性期的疗效，还可以减少心肌梗死并发症，改善患者临床症状，利于患者恢复。

* 发生心肌梗死前的征兆

殷先生74岁，身体一直不好，是典型的"三高"人群，并且患有心绞痛。最近的一段时间里，他的心绞痛发作得越来越频繁。隔三岔五就会出现胸口疼痛，而且有的时候疼得会比以前严重。通常他服用一些药物后疼痛便会得到缓解。可是没过多久，殷先生便发生了心肌梗死住进了医院。

专家提示

殷先生的案例具有典型性，患者原先患有心绞痛，最近发作的次数频繁、持续的时间长，甚至于不运动时心绞痛也会发作。并且伴有高危因素如高血压、高血糖、血脂异常，这些都是心肌梗死前的典型表现。有相同情况的患者应该尽早治疗，周围的人也应该特别注意，切莫像殷先生一样忽视大意延误了治疗。

另外还有一部分患者在发病前，没有任何症状，没有任何征兆。而对于有征兆的患者需要特别注意，如冠心病患者，平时运动之后会发生心绞痛、近期心绞痛发作过于频繁甚至不运动也会心绞痛，原先没有心绞痛症状近期却频繁出现，都应该引起足够的重视，因为这些症状都是心肌梗死的前兆。

第三十章

中医辅助保心脏平安

讲解人：史大卓
中国中医研究院西苑医院副院长、主任医师，中国中医科学院心血管病研究所所长

* 动脉粥样硬化与冠心病之间有何关联？
* 中西医结合治疗能否减少心血管疾病复发？
* 冠心病介入治疗患者术后有哪些注意事项？

面对长期服药的冠心病患者，中医治疗有着怎样的功效？中国中医研究院西苑医院副院长、主任医师，中国中医科学院心血管病研究所所长史大卓，为您讲解中医防治冠心病的方法。

* 动脉粥样硬化引发冠心病

郭女士年过八旬，2009 年 5 月，她在做家务时，突然感到胸部十分疼痛，随后到医院就医被诊断为心肌梗死，安放了两个支架，手术后起初她按时服药，后来随着身体的康复，她便停止服药，而就在 2011 年的 5 月，郭女士再一次感到胸口不适，来到医院治疗，又被诊断为心肌梗死。不得不再次安放了两个支架。医生发现，在她原来安放支架的部位再次发生了狭窄。

专家提示

目前冠心病二级预防的合格率，我国不到 30%，近 70% 的人没有达标。郭女士第一次心肌梗死后，治疗及时，

血管得到了及时的疏通，使得她遗留的心脏损害并不严重，心功能没有受到严重的影响，整个身体的状况与病发前变化不大，因此她没有提高警惕，认为自己康复了，但事实上心肌梗死是一个终身的疾病。冠心病心绞痛、心肌梗死等，这些病症最基本的根源在血管的粥样硬化。冠心病就是在冠状动脉粥样硬化的基础上发生了血管狭窄、血栓形成、血管痉挛所引起的。

人一旦出现动脉硬化，想要让动脉硬化彻底地消失，目前来看难度很大。动脉硬化属于代谢性疾病。从婴幼儿时期开始，就逐渐在血管内部出现脂肪沉积，一般情况下 30～50 岁开始发病，在心脏处发病的时候，就形成了冠心病，在大脑处发病的时候，就形成了脑卒中。20 世纪 70 年代，全世界实施了第一例介入治疗手术，70 年代时还未采用支架，在当时采用球囊扩张的方法。随着技术的发展及相关技术材料的改进，逐渐地发展到现在的金属支架、药物涂层支架。但这些支架安放之后，尽管血流恢复了，病变却并没有彻底消除。如果不进行二级预防，不坚持服药，就有可能复发。

* 支架处的病变治疗难度大

支架处的病变治疗难度大，原来没有安放过支架的病变治疗难度更大，但目前的技术相对成熟，通过球囊扩张，先把血管扩开再进行治疗。目前支架之内再次安放支架的案例并不常见。原来支架无法取出，如果支架边缘出现病变，这时有可能需要再安放一个新的支架。目前出现了很多新的技术，包括支架内的旋切、切割等。

药物涂层支架指的是在金属支架表面涂一层药物。而这个药物的作用是抑制内膜增生，它可以预防血管的

冠心病患者在接受介入治疗后，随着自身动脉粥样硬化的发展，在支架部位还有可能再次出现狭窄，所以患者在介入治疗后，一定要按照医嘱服用药物，做好冠心病的二级预防。

再狭窄，但坏处是它不能使血管内膜愈合，血小板就容易聚集而造成堵塞形成血栓。因此患者如果没发生堵塞，只是单纯狭窄，且没有再次发生心梗，是相对比较幸运的。

＊中西医结合减少心血管疾病复发

从20世纪90年代开始，几家中医医院联合北医三院、阜外医院、安贞医院等，对冠心病介入治疗后的患者进行观察。当时采用的是在采用西医常规治疗的基础上，加上活血化瘀的中药制剂治疗。医生在进行了一个多周期临床观察之后，发现中药可以抑制血管再狭窄的形成，减少介入治疗后心绞痛的发作等。如今活血化瘀的中药依旧有比较广泛的运用。

介入治疗之后的冠心病患者为什么会再次发生血栓形成？其实这是一个比较复杂的概念，涉及血小板的黏附聚集、血管内膜增生、血栓形成等病理环节。目前，临床研究和实验研究发现，活血化瘀的中药在其中几个病理环节，如抑制介入之后的血管内膜增生、抑制血小板的黏附聚集、抑制血栓形成等有比较好的作用。

"十一五"期间，政府又制订了一个大型临床观察计划，涉及包括北京、上海、广州、福建、河南等地的13家医院，医生观察了800多例介入治疗之后的患者，发现用中药的患者相比不用中药的患者，心血管的重点事件（包括心血管病的死亡、心肌梗死、再次狭窄之后血运重建等）明显减少。粗略估计100例患者得到纯粹减少，减少的绝对值大概是30%，比例是相对较高的。这些临床观察证明，在西医治疗的基础上结合中医治疗，对于改善冠心病患者的生命质量和减少相关事件发生的概率都是有作用的。

冠心病患者在接受介入治疗后，在西医治疗的基础上，结合活血化瘀的中药制剂，能够有效减少心绞痛的发生，抑制血栓形成，降低心肌梗死复发的概率。

* 中医辅助心脏平安

50岁的王先生，在入夏后的一天突然感到胸口和背部疼痛，突发心肌梗死被送往医院，医生为他进行了心脏支架介入治疗。康复出院后王先生一直按照医嘱服用介入治疗的后续药物，起初服药的效果还不错，但是最近他服药之后总感觉胃疼，到医院检查后，这才发现自己的消化道有了出血的迹象。医生建议他停用或者更换药物。

专家提示

介入治疗之后的冠心病患者，尤其是有合并症的患者，如合并高血压、合并糖尿病，为了平衡各种疾病，就需要服用大量且多种药物。人们常说"是药三分毒"，包括抗血小板的药物和降脂的药物。抗血小板的药物，包括阿司匹林，会引起消化道出血或消化道的溃疡，甚至会引起脑出血以及其他脏器出血。用于调脂的药物，能够引起肝脏的损害或肌肉的损伤，还可能引起肝功能异常等。这些药物会引起包括精神方面、情绪方面、性功能方面的副作用。

医生在治疗时会权衡利弊，比较风险和收益哪个高。如果对生命来说，生存的效益比较高，冒的风险比较小，当然要采取效益高的方法。如果患者出现内脏出血、消化道出血，在消化道出血的早期，可以结合保护胃黏膜的一些药物进行治疗。但是长期服药，对患者身体会造成沉重的负担，如何在减少用药的同时又获得好的治疗效果？从临床结果看，采用中西医结合用药的方法可以减少不良反应发生的概率。中药缓解出血、减少不良反应，西药保护胃黏膜、改善肠胃功能、保护肝脏功能，这样既减少了药物的用量，治疗效果又较好，所以中西医结合是比较科学有效的方法。

冠心病患者需要长期服用抗血小板的药物，可能会产生消化道出血，甚至脑出血等严重后果，结合中医药治疗，能够有效减少上述药物产生的副作用。

* 冠心病介入治疗患者要定期复诊

冠心病介入治疗是一个动态变化的过程，服药也是一个动态变化的过程。因为疾病本身在变化，在变化过程中，就需要做出综合的评估。如有些患者服用他汀类药物，这些药物会对肝脏造成一定的损伤，所以服药后需要定期的检查肝功能。而有些患者有大便潜血的症状。特别是对老年冠心病的患者、老年介入治疗后的患者、长期吃药的患者，需要做定期的评估，评估包括全面的身体评估、评估药物的效应和评估有无药物副作用，换言之，安全性、有效性两方面都要考虑，然后平衡效益和风险。

* 冠心病患者生活中的注意事项

房女士 81 岁，几年前，她感觉胸口疼痛，被诊断为冠心病，之后她遵医嘱服用药物，并且定期检查身体，平时还经常打打太极拳，锻炼锻炼身体，保持轻松快乐的心态。直到现在她也再没有出现过心绞痛的情况。

专家提示

房女士的做法是正确的。第一，进行有规律的运动。如我国传统的太极拳。太极拳可以调整人体的阴阳平衡。第二，吃饭比较清淡，并且有规律地吃药。有些患者忙于工作，抽烟应酬不断，生活习惯不加注意，往往会加重心功能的损伤。

患者愈后需要进行有规律的运动，吃饭需清淡，并按时吃药，有助于愈后恢复。

第三十一章

药防癌　材有效

讲解人：林洪生
中国中医科学院广安门医院肿瘤科主任、主任医师

* 普通食物能否防癌？
* 扶正祛邪防肿瘤中医有哪些高招？
* 六味地黄丸可以防癌吗？

防癌抗癌有妙招，普通药材显奇效；高危人群需谨慎，及早预防效果好；六味地黄丸，防癌有依据。中国中医科学院广安门医院肿瘤科主任、主任医师林洪生带您认识防癌的中药材。

* 中医眼中的肿瘤

中医认为，人患病主要因为正气虚损，再加上内伤七情、外感六淫导致。在身体里，气血瘀结成团块，从而形成肿瘤。

* 食物虽好无法防癌

20岁出头的小白虽然年纪不大，但是特别注意身体健康，经常会在网站上浏览一些健康养生知识。这天，小白看到网上说，用胡萝卜、白萝卜和西红柿一起熬汤，做成三物汤，经常喝可以预防癌症。几种普通的蔬菜，真的能起到防癌的作用吗？

　　这三种食物对肿瘤有一些抑制作用。比如胡萝卜含有 β 胡萝卜素、维生素 A，吸烟的人多吃一点胡萝卜确实有好处。番茄中含有番茄红素，对抗氧化代谢是有帮助的。但并非喝三物汤就可以远离癌症并且治好癌症。因为它只是一种食品，只能在体内起到一定的调节作用。

＊预防肿瘤　高危人群需尽早

　　自从小张的姥姥被查出患有肿瘤，小张就开始担心，都说肿瘤是有遗传因素的，那自己会不会也有患上肿瘤的危险呢？为此，她特地调整了饮食和生活习惯，希望能通过这种方式来预防肿瘤。

　　患癌的因素主要有以下四个方面：第一，有家族史或有一些癌症潜发因素，如浅表性胃炎、长期的胃溃疡、子宫颈的炎症以及增生的患者都属于高危人群；第二，有吸烟喝酒等不良生活习惯或者长期食用刺激性食品；第三，物理因素；第四，其他因素，如长期的感染和炎症也会引发。因此阻断这些有可能产生疾病的因素，就可以起到防癌的功效。

　　预防肿瘤的具体方法主要有以下两点：第一，要经常检查身体、做体检，高危人群的体检比正常人的会复杂一些；第二，健康饮食，注意生活规律，必要的时候，可以适当地服用一些中药。

　　有家族史、与癌症相关的慢性病，以及不良生活习惯的人都是患肿瘤的高危人群，需要及早检查、及早预防。

预防肿瘤应选择扶正祛邪的中药，健康人只要注意补气养血就可以，而肿瘤患者则需要加上清热解毒和活血化瘀的药物。

* 扶正祛邪　预防肿瘤

中医预防肿瘤讲究扶正祛邪，扶正是补气养血，祛邪是清热解毒、活血化瘀。预防肿瘤补气养血非常必要，只有身体健康才不会患肿瘤。手术后的肿瘤患者，为了预防再次发生，需要加上清热解毒、活血化瘀的药物，当然补气养血是不可缺少的。而正常人，如果克服了外在因素，只需要补气养血。

* 清热解毒半枝莲　防癌抗癌效果好

半枝莲含有黄酮类、生物碱类成分，对肿瘤细胞有杀伤作用。半枝莲具有清热解毒、杀死肿瘤细胞的功效，但切忌擅自使用半枝莲煮水喝，以免对脾胃造成损伤。

* 姜黄素抗肿瘤效果佳

薏苡仁是药食同源的食品，具有化痰、利湿的作用，有一定的抗癌功效，但在使用时也应根据个人体质进行调整。

薏苡仁又名薏仁，含有姜黄素，具有化痰、利湿、软坚散结的作用，是常用的中药。李时珍在《本草纲目》中记载：薏苡仁能"健脾益胃，补肺清热，祛风渗湿"。近年来，大量的科学研究和临床实践证明，薏苡仁还是一种抗癌药物，经初步鉴定，它对癌症的抑制率可达35%以上。桂林地区有首民谣这样唱道："薏米胜过灵芝草，药用营养价值高，常吃可以延年寿，返老还童立功劳。"

除了薏苡仁，红薯、香菇、咖喱中也含有姜黄素，这些食物对预防肿瘤也有一定的作用。

薏仁菱角半枝莲汤，需要材料：薏苡仁、菱角各30克，半枝莲15克，加水煎汤，分2次服用。适合有热毒征象、有肿瘤家族病史的人服用。

* 六味地黄丸　防癌有依据

根据临床研究证明，食道上皮重度增生的患者，有可能发生食道癌。在食道癌高发的林县的几个村落里，食道重度增生 46 人，服用了一段时间的六味地黄丸后，89.1% 的食道癌重度增生的患者，约 41 人病情得到了缓解。

六味地黄丸中的熟地黄除了滋补肾阴外，还有抑制肿瘤细胞的作用。而山萸肉可以补肾阳虚。六味地黄丸本身可以提高身体的免疫功能，抑制肿瘤的生长。

第三十二章

中药仙草巧去癌

讲解人：林洪生
中国中医科学院广安门医院肿瘤科主任、主任医师

* 肿瘤患者康复的不同阶段用药有何差别？
* 乳腺癌有哪些高危因素？
* 中医用药如何随症结变化做调整？

常见肿瘤竟与胖瘦相关。简单易学小方子，提高免疫作用大。中国中医科学院广安门医院肿瘤科主任、主任医师林洪生为您讲解中药仙草如何巧去癌。

* 康复分阶段　用药有差别

康复期用药是指在肿瘤患者治疗以后，达到稳定状态或者病情得到控制以后所应用的药。在肿瘤的放化疗期间，也会使用中药，一般是用扶正培本的药，如果是为了防止复发转移，还要加上清热解毒、活血化瘀的药。

* 乳腺癌高危因素多　肥胖影响雌激素水平

63岁的王萍是位乳腺癌患者，两天前住进了肿瘤科的病房，入院时她已经只能卧床，医生在检查治疗的过程中，怀疑她已经出现癌细胞的转移，而说起她的患病原因，与她这么多年一直肥胖有关。

肥胖可以使雌激素水平增高，引起肿瘤的发生。另外晚婚晚育、不婚不育、不哺乳、过食膏粱厚味、经常喝酒、经常情绪不好，都是乳腺癌的高发因素，如果正常的生理功能较好，肿瘤就会发生得少一些。

* 治疗乳腺癌莫偏激　中西医结合效果好

乳腺癌的患者尽量选择手术治疗，如不能进行手术，可选择中医治疗，这样可以减少手术后的复发和再转移。补品的选择应适合身体需要，不可用补品代替药品。乳腺癌和乳腺增生都是气血瘀滞、痰湿凝滞产生的包块。乳腺增生患者应经常体检，及时发现病变。

* 治疗康复期　选药有讲究

化疗只能起到截断癌细胞在某阶段再产生的作用，中药中清热解毒的药可以控制癌细胞，活血化瘀的药可以让血液流通好，癌细胞不容易在血管壁着床。而补气养血的药，可以提高身体的免疫功能。中西药共同作用，能达到控制和防止肿瘤转移的目的。

中药可以调节人体的内环境，清热解毒的药是为了控制癌细胞，活血化瘀的药可提高免疫力，其中，竹茹和生姜不仅可以补气养血，还能起到降逆止呕的作用。

* 中医用药会随症结作调整

50多岁的刘女士5年前做了乳腺癌的手术，没想到的是5年后出现了复发转移，为了缓解她的症状，医生给她开了活血止痛的外敷药。像刘女士这样的术后患者，在治疗肿瘤过程中，应以药物为主，不能用补养药替代治疗药物。

如何来预防肿瘤的复发和转移呢？

专家提示

通常在手术放化疗后，要根据不同分期、不同情况，来选择用药时间，一般两年到三年不等，有的甚至时间更长。用药的目的主要是为了防止癌细胞的再产生。

＊普通三味药　提高免疫力

玉屏风散，材料为黄芪 15 克、白术 10 克、防风 15 克，用开水泡服，可以敛汗固表，增强身体抵抗力。

服用玉屏风散要特别注意服药时间，患有感冒时切忌服用，否则会使感冒留滞在体内不易康复。对于身体虚弱、经常容易感冒的人，玉屏风散可服用 2～3 个月。

第三十三章

润肺治癌有奇招

讲解人：林洪生
中国中医科学院广安门医院肿瘤科主任、主任医师

* 中医常用的化痰止咳药有哪些？

* 中医如何巧用妙招润肺治肺癌？

* 治疗癌症不同阶段应如何服用中药？

两种小药材，润肺有奇效；中医治肺癌，用药讲诀窍；冬季滋补小妙方，润肺止咳两不误。中国中医科学院广安门医院肿瘤科主任、主任医师林洪生为您讲解润肺治癌的办法。

* 中医的痰分两种　有形无形有区别

有形之痰是肺气不宣产生的痰，通俗讲咳出来的就是有形之痰。无形之痰主要在身体里，与脾、肺都有关系，脾虚运化不好，在身体中产生痰湿，多痰湿的患者体质一般偏胖，还有一些水肿也是痰湿引起的。中医化痰止咳常用的药有枇杷、川贝。枇杷味平甘酸，性味平和，有清肺化痰的作用。川贝也有润肺、化痰的作用。枇杷与川贝都具有化痰止咳的功效，其中，枇杷叶比枇杷果的药效更强，所以用药时，常用枇杷叶。

* 润肺治肺癌　中医有妙招

70多岁的周老先生是一位已经患病13年的肺癌患者，

说起他的患病原因，跟他30多年的吸烟史有很大的关系，医生告诉他，尽管现在他一直在接受中医治疗，但是，仍然要注意保护肺。

专家提示

周老先生患有肺鳞癌，13年来一直服用效果较好的中药，3年前，病变发生了骨转移，属于晚期患者。当肺癌不能进行其他治疗时，可选择中医治疗。预防肺癌不仅需要戒烟，还要注意生活环境及气管炎等慢性炎症。

* 润肺小妙方　枇杷百合粥

枇杷百合润肺粥，需要材料：枇杷100克，切开两半，百合30克，粳米100克，放入锅中煮粥，食用后可以润肺止咳。

肺按颜色来说对应白色，白色的东西对肺有好处，如冰糖、川贝蒸梨、银耳、莲子等都有补肺的效果。

* 选择中医治疗还应根据病情而定

患肺癌已经13年的周老先生，从确诊开始就选择了中医治疗，而没有进行大家所熟知的放化疗。3年前周老先生出现了骨转移，他再次住进了医院。然而在中医的治疗下，他的情况一直非常稳定，远远超过了肺癌患者的平均生存周期。

专家提示

早期肺癌患者手术后5年生存率是比较高的，但如果手术做得比较晚，5年生存率则相对偏低。所以对于肺癌患者来说，要早发现、早治疗。中药在放化疗期间也有很好的作用，可减轻放化疗药物的副作用，提高疗效。在手术后，中药可减少复发和转移。

当肿瘤不发生在靠近器官的位置，且使用中药能够抑制其生长时，就可以使用中药治疗。

* 分阶段服用中药会起到不同的效果

半年前小吴接受了肺癌手术，并且及时进行了化疗，半年过去了，他的病情有了很好的改观。在与医生的沟通中，小吴得知，医生给他开的是滋补的药方，而且滋补的药材大有玄机。

专家提示

肺癌患者通常会气虚，因此使用当归补血汤，不仅可以补气补血，还能健脾和胃。

* 中药治疗要坚持　当心停药致复发

62岁的王老先生，一年前查出患有胰腺癌，在手术后不久他就住进了肿瘤科病房。转眼一年过去了，他的情况也越来越稳定，不久即可出院，看到自己情况好转，他想停止吃药，然而医生却告诉他如果现在停药，很有可能会导致复发或转移。对于肿瘤患者而言，坚持用药非常重要，切忌擅自停药。

专家提示

在选择食材预防肿瘤时，应该根据不同的身体情况来进行选择，切勿盲目食用。中医治疗肿瘤，"软坚散结"是原则，使用中药主要是为了把肿瘤或结节变软，再逐渐消散，因此可以使用薏米等软坚散结的药来帮助治疗。

不同年龄的人选择的补药也不同。气虚的患者可使用玉屏风散来进补，老年人可选择西洋参来补气。

* 冬季进补要根据年龄和需要

若自身气虚，可以选用黄芪来补养。如果是中老年人，则可以选择西洋参来进补，西洋参对气虚比较重的人或是老年患者很有帮助。

第三十四章

巧用中药受益多

讲解人：杨宇飞
中国中医科学院西苑医院肿瘤科主任、主任医师

* 煎药器皿有哪些讲究？

* 不同药物煎制方法有何不同？

* 对症下药怎样选择正确的剂型？

中药为中国传统医学所特有药物。我国劳动人民几千年来在与疾病做斗争的过程中，通过实践，不断认识，逐渐积累了丰富的医药知识。由于药物中草类占大多数，所以记载药物的书籍便称为"本草"。李时珍的《本草纲目》收录植物药有 881 种，附录 61 种，共 942 种。在诸多的药材中，分类方法也各有不同。我们到底应该如何正确认识中药呢？中国中医科学院西苑医院肿瘤科主任、主任医师杨宇飞教您如何巧用中药。

* 煎药器皿有讲究

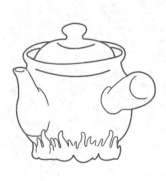

中药的浸泡时间分两类。第一类，如感冒药，一般来说不用浸泡，水开后中火煮七八分钟即可。第二类，补益类的药，浸泡的时间越久越好，因为通过浸泡可以将药性泡出来。浸泡时间通常在半个小时

熬制中药时最好选用砂锅，砂锅性质稳定，不易与中药发生化学反应。同时砂锅受热均匀，而且有保温效果。另外，中药在熬制的过程中有杀菌消毒的作用，所以为了避免细小药物流失，不建议在熬制之前冲洗药物。

以上。在浸泡中药时，先倒入少量的水浸过药面，等候一个小时，再加水到没过药面一个手指的宽度浸泡即可。如果不小心加水过量，可以在煎制完成后，取出药物，将药汁放于锅中开盖浓缩即可。

煎药的器皿也有选择，砂锅是首选。选择砂锅有两个理由：第一，砂锅本身的化学性质非常稳定，不容易跟中药发生反应，同时砂锅受热非常均匀，可以均匀地让药受热；第二，砂锅有保温效果。若没有砂锅可以勉强用不锈钢锅代替。但需要特别注意的是，绝对不能用金银铜铁这样的金属器皿，这些材料制成的器皿能够和中药里面的强酸、强碱发生化学反应。

* 熬制中药并非越浓越好

李女士最近身体有些不适，她到医院取回中药，按照医生的指示，每天要熬一服。她认为这中药虽苦，但是越浓越好，于是每天都熬上一个小时，把一服汤药熬制到一小口才喝下，她认为这一小口才是最精华的。那么，她的这种做法正确吗？

专家提示

专家指出，每服中药熬制出 100 ~ 200 毫升为最好。如果是 20 味以上长期服用的中药，在熬制第三煎的时候还会保留 70% 的药效，此类药物一般可以熬 2 ~ 3 煎。

有一些矿物药，药效比较难挥发，一般来说要先煎 15 ~ 20 分钟。还有一些特殊的药，比如制附子，本身具有毒性，只有久煎半个小时毒性才会消失。后下的药也分两种情况：一种情况本身是含有挥发油的，如果久煎药就会失效；另一种情况是药劲很大，所以该味药要后下。

需要先煎的药物由于比较难挥发，所以需要提前多加水大火熬制 15 ~ 20 分钟，再将药汁与其他药物同熬。而对于后下的药物则需要在药物出锅前 5 分钟放入，如果需要熬两煎的药物，则需要将后下的药物分两次放入。

* 不同药物煎制方法各不同

包煎，在三种情况下需要包煎：第一种，本身带有毛刺的药物，像辛夷、巴叶，如果不用包煎很可能会出现刺激咽喉的不适表现；第二种，药物本身非常轻或者非常小，如果不包煎，常常会漂浮在药液的表面；第三种，会使汤剂黏滞或者颜色特殊的药物。

另煎，主要针对贵重药物，比如参类、虫草类。另煎完以后，不仅要喝汁，还要嚼服药本身，所以像这样的贵重药都分开来煎。

阿胶、龟板胶等胶类药如果和草药一起熬，极易出现糊锅的情况。因此像胶类药，最好单独用小碗稍微放水蒸化，再与中药掺兑混合一并服下。

* 用对剂型　对症下药

古代中药就有丸、散、膏、丹等很多剂型，不同的剂型各有讲究。如散剂，直接冲水服用，适合急性病及外感类的疾病。膏丹类，服用后缓慢发挥作用，针对体内长期存在的毒素，往往会采用膏、丹。伴随科技的发展，胶囊也已成为一种剂型，胶囊制剂分两种情况：一种是比较贵重的，比如虫草类，就是将虫草压成粉放入胶囊服用；另外一种是药物带毒性，需要剂量小，要想减小对胃的刺激，可以选择肠溶剂型的胶囊。专家特意指出所有剂型都不能替代汤药的作用，每一副汤药针对每一个患者，是非常个体化的。

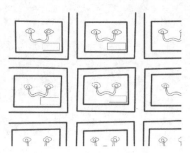

中药的散剂主要针对急性病，而膏剂和丸剂缓慢发生作用。中药的丸、散、膏、丹相对剂量过小，而且只是对于患者的大致分类，所以它们是不能代替汤药的，汤药可根据每个人的病症进行个体化调理。

145

按照中医的理论，空腹吃药吸收最好，专家建议可以在午饭前一个小时或晚饭前一个小时这两个时段吃药。但是安眠的药物要在临睡前一两个小时服用。另外夜尿较多的老年人，不要选择晚上喝药，会导致夜尿增加。

第三十五章

家用中药有讲究

讲解人：杨宇飞

中国中医科学院西苑医院肿瘤科主任、主任医师

* 气虚者的补气良方是什么？

* 润肺止咳用药有何讲究？

* 哪种药材是活血止血的女科圣药？

家用药材种类多，吃法用法各不同。中国中医科学院西苑医院肿瘤科主任、主任医师杨宇飞教您如何用好身边最熟悉的中药材。

* 黄芪——气虚者的补气良方

黄芪，《本草纲目》称黄耆。李时珍说，耆是长的意思，黄耆色黄为补药之长，故名。民间流传着"常喝黄芪汤，防病保健康"的顺口溜。意思是经常用黄芪煎汤或者用黄芪泡水代茶饮，具有良好的防病保健作用。黄芪性平和，能够入中焦脾胃经，同时又能补肺，是非常好的一味药。

黄芪分炙黄芪和生黄芪，生黄芪一般有利水的作用，而炙黄芪补气的作用更大一些。并不是所有的人都适合用黄芪，气虚的患者用黄芪效果好，但若并非气虚而是阴虚火旺的人，吃黄芪不仅不会补气，还会造成身体不适。脾虚和肺气虚导致的水肿可以通过黄芪补气利水的作用来消除。除了气虚，有一些湿重的人也会出现浮肿，所以一定要分清原因，才可对症下药。

黄芪是一味温性的补药，擅长补脾气和肺气，长期服用可以延年益寿。但是一定要辨清体质，如果您便溏、脉缓、面色黄白、声音低微，可以长期服用黄芪红枣茶；但是如果您舌头发红、舌苔很厚、心率快，就不适合服用黄芪。

【黄芪红枣茶】

（1）红枣用温水泡发洗净后，去核（不去核会有些燥热，如果体质比较寒的人也可以不去核）。

（2）黄芪和红枣用清水浸泡20～30分钟（正常煎中药都需要把药材泡20～30分钟，以便于药性的析出）。

（3）点火，煮沸后转小火煮20分钟以上（不要用电磁炉，要用明火）。

* 如何辨识气虚体质

气虚患者的共同表现是声音低微、面色黄白、比较怕冷，另外一种较好的辨识方法就是观察大便是否过稀、脉搏跳动是否过于缓慢。一般情况下，便溏、脉缓、面黄白、声音低微是气虚患者的典型表现。如果舌头很红、舌苔很厚、心率很快，就不宜饮用黄芪红枣茶。

* 枸杞——滋补肝肾　美容养颜

枸杞是一味很平和的药材，它可以滋补肝肾，美容养颜，适合大部分人群，特别是更年期女性可以每天服用10～20粒。但是枸杞在种植过程中会有一些农药残留，所以建议在食用之前用水清洗。

枸杞性平，没有太多的偏性，无论气虚还是阴虚，都可以用此药。枸杞能够滋补肝肾，古书记载，长期服用枸杞可以延年益寿，滋补肝、肾阴，特别适合更年期女性，可以长期服用，但不宜多吃，每天吃10～20粒即可。选择枸杞时并非个大、颜色红的最好，野生的枸杞可能很不起眼，但效果也是非常好的。另外，枸杞尽量入粥、煲汤使用，因为通过煎煮能减少农药残留。

* 百合——润肺止咳分情况

百合颜色洁白，从药性来说是非常平和的。百合有润肺止咳的功效，但也并非适用于所有的咳嗽症状。百合对于调理慢性长期的咳嗽，特别是阴虚咳嗽、干咳无痰，效果非常好。但外感类并非阴虚型的咳嗽，百合并不能用作治疗药物。

无论是新鲜的百合还是干百合，都有润肺止咳的效果。现在讲究用鲜药来入味，如果没有，干百合也同样有效。

【百合杏仁粥】

选用 30 克百合、100 克粳米煮粥。加入适量冰糖，溶化后制成百合粥。可以调理肺虚久咳，神志恍惚，食欲不佳。如果在百合粥内加入甜杏仁 9 克同煮，即成百合杏仁粥，适于干咳无痰、气逆微喘的患者。

* 菊花——清热明目

菊花有清热、燥湿、明目的功效，适合夏天泡茶饮用。一般情况下，快速的生活节奏，造成绝大多数人出现肝郁，尤其是女性，长期服用菊花有助于缓解病症。

* 薏米——健脾利湿有选择

薏米是生活中常见的食材，可以健脾利湿。但是薏米却不是人人都适用，对于大便溏稀、湿气较重、舌苔厚腻的人非常适合。反之，胃酸、胃火过剩的人就应当少吃薏米。另外值得注意的是，薏米在食用的时候一定要煮烂，大概煮 3 ～ 4 个小时才能起到很好的效果。

* 当归——活血止血 女科圣药

当归在李时珍《本草纲目》中被认为是女科的圣药，在妇科的药方中，十有八九都有当归。当归性偏温，既

百合药性平和，具有润肺止咳的作用，而且养肺阴和胃阴。对于慢性长期的阴虚咳嗽、干咳无痰的人很有好处。另外，百合属于药食同源的药材，可以做菜、煮粥，适合四季食用。

能活血又能止血，但是也不能滥用。

当归属于慢补药，本身虽然可以止血，又有比较强的活血作用，但用药时仍需要当心。比如月经量多的女性，不适宜把当归作为保健品来服用。对于气虚失血的患者，有一个非常著名的中药方，叫作当归补血汤。

【当归补血汤】

当归和黄芪按照 6∶1 的量加水煎煮，取之服用，对大出血的患者有很好的功效。但是出血的原因多种多样，只有气虚血虚的患者才适合此汤。

第三十六章

中药补益要当心

讲解人：杨宇飞

中国中医科学院西苑医院肿瘤科主任、主任医师

* 如何谨慎选择中药零食？

* 膏方调理有何讲究？

* 中药有毒吗？

中药小零食，选择要慎重。冬季来进补，膏方解您忧。中国中医科学院西苑医院肿瘤科主任、主任医师杨宇飞教您如何用中药补益身体。

* 中药零食选择需谨慎

1. 阿胶

阿胶虽然是滋补的药，但并不是人人都能吃。若要辨别是否适合自己，有一种简单的方法：首先要看自己大便是干还是湿，是便秘还是便溏。阿胶对气血亏虚，特别是对贫血的患者有非常好的疗效，但湿重脾虚的患者服用可能越吃越有碍胃的运作。中医讲舌有齿痕，是脾虚的典型表现。

2. 蜂蜜

蜂蜜是很好的滋补品，特别适合便秘的老年患者，但是食用蜂蜜要注意两点：一是蜂蜜本身能助湿、助痰；二是蜂产品里面含有大量雌性激素。近年来乳腺癌是威胁我国女性的第一肿瘤，所以有乳腺增生的女性在蜂产

看起来很好吃的阿胶膏并不是人人都能吃的，这种食物对于血虚的人比较适合。然而，如果大便溏稀、脾虚、湿热的人群应当少吃。

蜂蜜特别适合便秘的老年人，但是在食用蜂蜜的时候要注意：第一，蜂蜜助湿助痰；第二，蜂产品中含有大量雌激素。乳腺增生的女性不适合将蜂蜜当作滋补品大量食用。

品选择上要慎重。特别是更年期女性，因体内的雌性激素下降，身体常伴有不适感，经常选择食用一些蜂产品作为滋补品。但日常大量食物中，本身就充斥着含高雌激素的食物，如果再长期大量地吃蜂蜜，有可能会是一个从量变到质变的过程，并不妥当。

3. 膏方

膏方，又叫膏剂，以其剂型得名，属于中医丸、散、膏、丹、酒、露、汤、锭八种剂型之一。膏方一般由20味左右的中药组成，具有很好的滋补作用。春生、夏长、秋收、冬藏，冬季是一年四季中进补的最好季节，而冬令进补，更以膏方为最佳。

膏剂，需要个体化辨证施治，常常一人一方，另外它把几味甚至20味以上的中药一起煎，收膏时要加很多副料，所以非常好吃，同时它的剂量不像汤药那么大，所以非常适合滋补。

膏方是几十味中药浓缩收膏制成，口感好，非常适合滋补。由于膏方是把一副汤药做成七八天的膏剂，所以药量较小，适合亚健康或者患有慢性病的人群服用。急症、重症或者感冒等情况是不适合食用膏方的。

* 一种膏方不可长期服用

一副汤药做成膏煎剂，能够吃7～10天。膏方与汤药最相似的一点，就是都是医生根据个体情况做出来的，所以它也有适宜人群，特别适合亚健康状态或者慢性病患者。

一种膏方不能长期服用，根据不同的季节也会有一定的变化，一般一种膏方最多能吃3个月，一年四季里各不相同，一般吃膏方前建议先吃几副汤药，若汤药较适合，再去服用膏方。

* 中药有毒吗

中药同样也会有副作用，但是由于药方经常在变换，一个方子里面往往有十几、二十几种药，它们的毒性作用是可以相互抵消的，从这个角度来说，中药是相对比较安全的。但近年来也发现了中药的肾毒性、肝毒性，它的毒性是不容小觑的，怎样才能避免中药的毒性呢？第一，选择专科医生治疗。第二，中药不能长期用一个方子。第三，常服中药的人要注意检查自己的尿常规、肝功能等。这些方法能够避免中药毒性。另外中药毒性表现最多的是一些成药制品，而不是辨证施治开出的汤药。一般来说中药吃六天休息一天或吃三天休息一天，药方最多三个月就需要更换。

专家提示：中药也是有毒性的，第一，要找专科中医大夫治疗开药。第二，中药的方子要定期变换。这样才能保证既能治病又可避免中药的副作用。

153

第三十七章

肿瘤远离你

讲解人：杨宇飞
中国中医科学院西苑医院肿瘤科主任、主任医师

＊ 民间抗癌方果真有奇效吗？
＊ 现代人患肿瘤的原因有哪些？
＊ 对抗肿瘤有何妙招？

可怕肿瘤，随时威胁健康。饮食运动，小改变带来大健康。中国中医科学院西苑医院肿瘤科主任、主任医师杨宇飞教您如何远离肿瘤。

＊民间抗癌药方　真有奇效吗

民间流传着这样一个抗肿瘤妙方：大红枣8粒，小红枣10粒（共18粒），铁树1叶，半枝莲50克，白花蛇舌草100克，4味药为1剂可煎两次。首次用水量大约15碗，需煎2小时，第二次约10碗水，煎2小时，然后将药汤倒出，日夜当茶饮服。这个抗肿瘤的药方真的能抗肿瘤吗？

专家提示

国内几年前有人拿小鼠做了一个实验，证明这个药方有一定的抗肿瘤作用，但是在人身上的效果并未得到验证。但是就4味药的组成来看，整个药方与目前中医肿瘤界治疗肿瘤的原则是背道而驰的。因为该药方只有驱邪的作用，没有很好的扶正作用，而且这4味药并不适

合每种肿瘤，也不适合肿瘤的每个阶段，如果不加区分就使用这个药方防治肿瘤，结果是很可怕的。

中医治疗肿瘤无论中期还是晚期，扶正是第一位，而且扶正药在药方中所占比例在一半以上。其次才是驱邪，只有扶正祛邪并举，同时以扶正为主才能达到好的疗效，而这个方子完全是以祛邪为主，虽然有几颗红枣来缓解药性，但是白花蛇舌草有小毒，长期服用会危害人体健康。

网上流传的抗肿瘤秘方里面的药材多为清热解毒的药材，而中医抗肿瘤是将扶正和驱邪相结合。此药方只以驱邪为目的，而且其中白花蛇舌草是有小毒的药材，所以万不可擅自服用。

* 高纤维饮食有助防癌

所谓高纤维，实际上就是我们常见的蔬菜和水果。蔬菜、水果进入人体后，在肠道里停留的时间内可以把很多有毒物质带走，保持大便的通畅。而肿瘤发生最重要的一个原因就是局部的炎症，长期便秘或者长期腹泻都可能导致消化道肿瘤特别是结、直肠癌的发生，而高纤维饮食有助于预防消化道肿瘤的产生。

* 现代人患肿瘤的三大原因

小李平时很喜欢吃肉，几乎顿顿离不开肉，但是他听说高脂肪吃多了不利于健康，于是他每天强制自己多吃蔬菜，每顿饭都吃到感觉撑得慌，他认为这样就可达到饮食平衡，这样做对吗？

专家提示

很多疾病是吃出来的，应该在吃得不过饱的前提下，保障膳食的平衡，同时要注意以下三种不良因素：第一，摄入过量的红肉可以导致多种肿瘤的发生，所以应该少吃红肉多吃白肉，同时多吃高纤维食物。小李应该在饭预防肿瘤的发生第一要注意避免高脂肪、高热量、高蛋白、低纤维的饮食。另外，要注意饮食的平衡，每顿饭吃七分饱为最佳。第二要注意运动。第三要保持精神愉悦。第四要注意睡眠。每天晚上 11 点入睡为最佳。

量下减的同时增加蔬菜的摄入。第二，缺乏运动。第三，快节奏的生活环境和精神压力。

* 五色营养抗肿瘤

中医常说，五色入五脏，所以专家建议要多吃不同颜色的蔬菜，如西兰花、紫甘蓝、白菜、胡萝卜、西红柿等。五色菜都吃，就能够满足我们人体的需求。

【平菇木耳紫菜粥】

材料：平菇 80 克，木耳 30 克，紫菜 15 克，燕麦 100 克。

制作：将平菇、木耳洗净、切碎，加水适量，与紫菜一起熬汤，最后放入粳米煮为粥；作早餐食用。

功效：提高免疫，适宜肿瘤患者。

所谓饮食的均衡，就是保证食物颜色红、黄、白、黑、绿五色均衡。食物的五种颜色分别对应人体的五脏，而在诸多的蔬菜中，西兰花、紫甘蓝、白菜和菌类都具有很好的抗癌作用。

* 排便习惯改变发现结、直肠癌

除了"三高一低"的饮食是导致结、直肠癌发病的重要原因之外，还应该关注家族史和早期信号。早期的信号主要是大便的改变。大便的改变有两方面，即便秘、便溏。若此症状长期存在且已持续在 3 个月以上，就必须引起注意，应马上到医院检查。而对于短期的出现排便异常，可以根据自己的体质，选择用食疗的方法改变。

1. 治疗便秘方

【黄芪汤】

材料：黄芪、麻子仁、陈皮、枳壳、白蜜。

功效：益气润肠。

2. 治疗便溏方

【藿香正气散】

材料：藿香、苍术、半夏、茯苓、厚朴、紫苏、白芷、木香、桔根。

功效：芳香化湿、解表散寒。

第三十八章

防癌之道

讲解人：杨国旺
首都医科大学附属北京中医医院肿瘤科主任、主任医师

* 致癌因素有哪些?

* 负面情绪是致癌的间接因素吗?

* 吸烟、喝酒、吃烫食会导致食道癌吗?

* 如何预防肿瘤?

谈癌色变，是什么让癌症闯进了我们的生活？面对如此恶疾，我们又该怎样早早将它拒之门外？首都医科大学附属北京中医医院肿瘤科主任、主任医师杨国旺，教您防癌之道。

* 可致癌的内因及外因

肿瘤病因分为内因和外因。癌症的发生是内因和外因共同作用的结果。外因即外部环境的致癌因素，可以分为三方面：第一，化学致癌因素，如吸烟，烟草里含有几十种致癌化合物，另外还有工业污染物，食物中含有的有害致癌物，如亚硝酸盐、黄曲霉素等。第二，物理致癌因素，长期接触放射线、紫外线、石棉等，长期接触石棉有可能增加患肺癌或间皮瘤的风险。第三，生物致癌因素，是指外界病毒如乙肝病毒感染。如果感染乙肝病毒治疗不及时，慢性迁延有可能转化为慢性乙型肝炎，甚至最终导致肝癌。70% ～ 80% 的肿瘤是由外界致癌因素导致的。

内因即指机体内部的因素。第一类是遗传因素，有些肿瘤跟遗传有关，如乳腺癌。第二类是指机体免疫功能、内分泌系统出现失调。还有一部分肿瘤跟心理因素、年龄、性别有关。

概括来说，肿瘤的发生是内外多种因素综合作用的结果，它不是因单一的因素致病，而是多因素、多阶段细胞多次突变以后产生的。

* 负面情绪是致癌的间接因素

情绪因素主要指心理因素。不能将情绪和患癌两者之间划等号，需要全面分析病因。很多患者得肿瘤前，经历过很多负面情绪事件，如离异、失恋、丧偶、失业或天灾人祸等。长时间的精神刺激，工作紧张，压力大，有可能是导致肿瘤的一个间接因素。《黄帝内经》有一段话非常有名："恬淡虚无，真气从之，精神内守，病安从来？"《黄帝内经》中提到的恬淡不是指味道上的甜和淡，而是恬静和淡泊。平时保持平衡的心态，不要浮躁。生活淡泊质朴，不去追逐名利。如果长时间做到这点，人气血畅通，真气充足则不会生病。"恬淡虚无"指超脱的思想境界，它是治疗心理疾病的良方。"病安从来"是结果，是追求的目标，达到追求目标的结果需要"恬淡虚无"。通俗讲，生活中凡事要想得开、放得下。

情绪调节需要患者自我调节、自我开导、自我鼓励。转移注意力可以向周围的人倾诉，把不良情绪宣泄出去。如果不好意思跟别人倾诉，可以采用写日记的方法，用文字把不快表达出来。调节情绪的方法很多，调节自己的心情，重新让心理找到平衡的支点。

要想缓解负面情绪，降低得肿瘤的风险，就要学会想得开、放得下。

* 吸烟、喝酒、吃烫食会导致食道癌

赵先生自从下岗后，生活慢慢变得单调起来，整天憋在房间里闷闷不乐，就算是面对他过去最喜欢吃的热汤面都已经渐渐失去了兴趣，唯一的爱好就是喝酒，每顿饭不少于半斤白酒。可是让赵先生没有想到的是，从半年前开始，他在吃饭时总是感觉发噎，一开始是吃馒头、米饭发噎，慢慢地就连吃面条也觉得咽不下去了，整个人也消瘦了不少，经医院检查发现自己是患上了食道癌。

专家提示

案例中提到的饮酒、吸烟、喜欢吃烫食极有可能是其食道癌的发病原因。因为食道癌发生的确切病因不明确。肿瘤发生是内因和外因综合作用的结果，肿瘤发生跟饮食和生活习惯有密切联系，如长时间吸烟、饮酒、吃烫的食物，会对食道造成损伤，时间长了会引起食道慢性炎症，引起食道上皮细胞发生突变。食道癌的发生与不健康的饮食习惯有密切关联。

养生保健的重要原则之一就是饮食有节，按时吃饭、不暴饮暴食、吃干净的食物。

* 正确饮食可预防癌症

食物有助于预防肿瘤。各类食物中含有的维生素A和胡萝卜素有抗氧化作用，可以清除体内自由基，防止细胞裂变。菜花、卷心菜、荠菜，这些蔬菜里维生素A和胡萝卜素含量比较多，胡萝卜、番茄里面含有胡萝卜素也比较多。香菇、猴头菇等菌类含有丰富的多糖，多吃菌类可以增强人体免疫功能，有效提高抗癌能力。维生素C有抗氧化作用，能增加人体免疫功能，像草莓、

柑橘、猕猴桃、苹果含维生素C比较高。

烹调方法不当营养要素可能被破坏掉，能生吃尽量生吃，缩小烹调加热时间可以减少对营养素的破坏。但胡萝卜除外，胡萝卜素呈油溶性，经过热炒才能得到很好的吸收。

* 肿瘤会遗传吗

40岁的孟先生是一名普通的公司职员，由于父母先后被查出患有肺癌，他开始为自己的健康担心起来。为了降低患病的可能性，他每天晚饭后都会坚持到公园去散步锻炼。那么锻炼真的能防癌吗？

专家提示

只有少部分肿瘤跟遗传有明确关系。如视网膜细胞瘤、乳腺癌、食道癌、胃癌跟遗传虽然有关系但是不密切。这几种肿瘤若上一代存在，下一代患病概率就比一般人群要高，但并非是绝对的。案例中孟先生的父母患肿瘤，病因最主要是由外界环境的致癌因素加之一些不健康的生活方式导致的，遗传只起到次要的作用。

* 适当运动对肿瘤患者有益

运动对于预防肿瘤以及预防其他疾病有很好的作用。中医提出"运则力，动则健"，运动可使人的筋骨关节得到活动，增强五脏六腑的功能，增强新陈代谢，进而增强人体防病抗病的能力。预防肿瘤，需要经常进行运动。运动需要把握劳逸结合的原则。切莫过量运动导致极度疲惫。中医有句话叫"常欲小劳"是在对运动的度进行解释，是指身体要经常进行锻炼，锻炼使身体达到轻微

菜花、卷心菜、荠菜含有丰富的维生素A及胡萝卜素，能对抗自由基对细胞的伤害；香菇、猴头菇中含有多糖物质，能增强人体免疫功能，抑制肿瘤；而富含维生素C的草莓、柑橘、猕猴桃、苹果，具有抗氧化和增强人体免疫功能作用，对预防肿瘤起到了很大的作用。

疲惫即可，切莫过量运动出现过于疲惫的状态，要做到形劳而不倦。

＊ 防微杜渐可预防肿瘤

潜表器官多部位出现淋巴结很可能是肿瘤的症状，防微杜渐才可预防肿瘤。

腹股沟和腹上淋巴结一般无法摸到，如果能摸到，则证明出现了淋巴结肿大，如果自己判断不准，应尽早到医院请医生帮助判断。如果出现长期不明原因的发烧特别是低烧，这时需要注意，这往往是一些血液系统肿瘤的征兆。

绝大部分咳嗽都是由于气管的慢性炎症或者咽部慢性炎症引起的，没有感冒且没有明显诱因出现咳嗽，同时伴随咯血且发病时间长，治疗效果不佳，这是肺部肿瘤的征兆，需要重视。

另外需要注意的是出血症状，如便血。直肠癌也可以引起便血、大便形状的改变，大便变细也是直肠癌的表现。对于中老年人来说，如果出现血尿，极可能是泌尿系统的肿瘤，如膀胱肿瘤。

第三十九章

控癌之道

讲解人：杨国旺
首都医科大学附属北京中医医院肿瘤科主任、主任医师

* 如何辨证施补保健康？
* 怎样运动有助恢复肿瘤病情？
* 为什么慢病管理要早期控制并发症？

大量进补真的有助于肿瘤患者的康复吗？面对恶性顽瘤，我们又该怎样避免并发症的出现？首都医科大学附属北京中医医院肿瘤科主任、主任医师杨国旺，针对肿瘤患者为您讲述，除了医疗干预，哪些方法还可以使治疗效果更好。

* 高营养食物辨证吃　膳食平衡益健康

刘先生 45 岁，是一家电子商务公司的职员，由于饮食不规律、生活习惯不正常，在一次体检中他被查出患有胃癌。经过几个月的药物治疗和化疗后，刘先生的癌症基本得到了控制，因此他又投入到了忙碌的工作中。经过这次生病，刘先生开始对自己的饮食在意起来，可是像自己这样的肿瘤患者到底能不能吃高营养的食物？可不可以吃像海鲜、羊肉这样的"发物"呢？

专家提示

肿瘤不是孤立存在的，它长在人体内部，要抗肿瘤

首先要调动人体各脏腑功能，调动人的正气。皮之不存，毛将焉附。如果想把肿瘤"饿死"，患者很可能会因营养不良而无法继续进行后期治疗，因此食用营养全面、膳食平衡的食物更为科学。

肿瘤患者经常吃补药，是否对肿瘤控制有好处？需要把握以下两点原则：第一，体虚的人需要进补，不虚则没有必要刻意去补。判断身体虚不虚，如人经常感到疲倦，感到乏力，通过休息也不容易得到缓解，且持续时间比较长，就有可能是虚。但具体是哪个脏腑的虚或判断气虚、血虚、阴虚、阳虚，就需要就医交给医生判断。通过休息可以得到恢复则证明并非体虚而是疲乏。第二，辨证进补。补指的是补虚，需要辨别是哪方面的虚，是气虚、血虚、阴虚，还是阳虚。

* 辨证施补　有益健康

补药有禁忌，具体有以下两个原则：

第一，勿以补品贵贱论好坏，最适宜的才是好的。

第二，进补要适可而止，如选用甲鱼、老母鸡，药物中的人参、桂圆、大枣，过补可能会损伤脾胃功能。大量且长时间地进补不可取。日常生活中的常见病症如感冒，要把外邪清出去以后再补益，外邪没有清除，会出现"闭门留寇"的现象。

一般人理解中的"发物"是吃了有刺激性的食物，食用后身体出现类似过敏反应如皮肤瘙痒、皮疹，老百姓往往把这些跟"发物"联系起来。"发物"能不能吃因人而异，要辨证施补。吃后身体并无异样，身体感觉很好，则证明该类食物并非"发物"。羊肉、海鲜属于动物性食物含有动物蛋白。动物蛋白摄入出现过敏反应的概率更高，若食用之后出现过敏反应，则证明对自身而言这类食物为"发物"。羊肉属于热性食物，适合虚寒的体质，如果患者本身是热性体质，再用热性的食物就像火上浇油，反应会比较剧烈，出现口干舌燥、嗓子疼等症状。

* 因人、因时、因地制宜　辨证施补益健康

中医认为，食物跟中药一样有四气五味，四气指寒、热、温、凉，五味指酸、苦、甘、辛、咸。肿瘤患者应遵循三因原则，即因人、因时、因地制宜。因人是指人的体质是热性体质还是寒性体质，是气虚还是血虚。气虚吃补气的食物，如山药、薏米。热性体质的患者不宜吃热性食物，如辛辣、油炸、烧烤类食物。虚寒体质的患者常会腹泻、腹痛，吃东西不易消化，因此脾胃有虚的患者，应少吃寒性的、凉性的食物，如西瓜、冬瓜等。因时、因地制宜是要考虑患者目前所接受的治疗手段和所处的疾病阶段，如手术容易损伤人的气血，因此手术后，患者往往有气血不足的表现，此时可以用补气养血的食物，如补气的薏米，补血的瘦肉、红枣等。化疗期间患者脾胃功能受损，不想吃东西、恶心、呕吐，这时用一些健脾和胃的药物，如山药、薏米都可以。接受放疗的患者，会出现热盛津伤的阴虚表现，如口干、烦躁，这时可以食用杏仁霜、莲藕、白萝卜等滋阴润肺的食物。另外，接受靶向治疗的患者，容易出现皮疹、腹泻，用一些健脾化湿的食物，如薏米、莲子、大麦比较适合。

食物有四气五味，因此肿瘤患者的饮食调理要因人、因时、因地制宜。比如瘦肉、红枣等适合手术治疗后的患者；薏米、山药则适合化疗或者介入治疗期间的患者；如果处于放疗期间，可以适量食用养阴生津的杏仁霜、莲藕、银耳；如果正处于靶向药物治疗期间，健脾化湿的莲子和大麦则最适合。

* 适当运动有益于肿瘤患者病情恢复

林先生 45 岁，两年前被查出患有肺癌，虽然病情在经过治疗后不久就已经得到了很好的控制，但是病情复发一直是让林先生担惊受怕的事。因此，他除了在饮食上格外注意外，每天还会绕着小区跑上几圈。那么，对于像林先生这样经过治疗的患者而言，运动真的对他的病情管理、预防复发起到了至关重要的作用吗？

专家提示

运动对于肿瘤康复是有好处的，因为运动可以舒筋活络、调畅气血、提高新陈代谢、增强五脏六腑的功能、提高人体抗病的能力。有许多肿瘤患者存在不同程度疲乏的状态，这种疲乏很难通过休息来缓解。这时候如果采取一些适当的运动和锻炼，反而有助于缓解疲劳。肿瘤患者应该具体采取什么样的运动方式？中老年人体质比较弱，散步、慢跑比较适合。体质比较强的可以练习太极剑、太极拳，甚至广播操，如果爱好唱歌跳舞可以做瑜伽。简言之，要考虑患者的体质和接受程度采取不同的运动方法。随着病情的缓解，患者能从事轻体力活动，生活能自理以后，就可以进行运动。专家特别提醒一些习惯早上运动的人，其实下午午休之后运动也是比较合适的。

适量的运动不但有助于治疗后的肿瘤患者的康复，而且还有舒缓疲劳的效果。

* 常沟通有益于肿瘤患者恢复

李女士 37 岁，由于家族有癌症遗传史，3 年前被查出患上了直肠癌。虽然经过半年的治疗，李女士已经基本康复，但是她的心情并没有随之好转，经常跟朋友抱怨自己的不幸，同时也害怕复发，还担心自己的孩子以后也会跟自己一样被遗传。久而久之，她真的开始觉得自己的身体有些不舒服，那么李女士身体再次出现的异状，是否跟她的消极情绪有着密切的关系呢？

专家提示

很多肿瘤患者得病以后，疾病与躯体治疗的同时，还存在很大的精神压力。已经完成治疗的康复期乳腺癌患者，身体上的肿瘤已经摘除，但对康复期的乳腺癌患者做过调查，大概有 50% 的乳腺癌患者存在不同程度的抑郁或焦虑状态。不仅肿瘤患者本人存在不健康的情绪或心理方面的因素，他们的家属心理压力、精神压力也非常大，而且患者和家属之间的不良情绪相互影响、相互感染。任何疾病的治疗，都需要把药物治疗和心理干预两方面结合起来进行治疗，只有这样才能取得比较好的治疗效果。

患者家属怎样做才比较好呢？第一，家属应该对患者所流露出来的不良情绪给予足够的关注，在这个基础上给予患者适当的疏导和支持。因为患者家属是患者最亲近的人，与患者沟通交流起来最容易。第二，应该鼓励患者善于排解，以适当的方式把不快、恼怒、烦闷、烦躁的心情宣泄出去，这样才能解决不良的心理反应。第三，可以用一些方式转移患者的注意力，鼓励患者参加集体活动，如听音乐、运动、做操、打太极拳，身体状况允许的话可以去旅游、郊游，这样可缓和精神紧张，不让注意力过多地集中在病症上。如果上述三条都效果不佳，可以求助心理医生，由他们对患者进行专业的心理干预。

家属的鼓励和支持、以适当的方式宣泄负面情绪、根据个人喜好和条件缓和精神紧张以及找心理医生咨询，都可以帮助肿瘤患者恢复愉快的心情，从而提高生活质量。

* 早期控制并发症　慢病管理益健康

以肺癌为例，中心型肺癌，肿瘤体积较大，气管受压，表现为上气不接下气，呼吸困难。肿瘤扩展到胸膜，若患者有胸水，胸水多会出现压迫，也可能出现胸闷。肺癌可能会出现骨转移，症状表现为骨痛。骨转移如果没有有效干预任其进一步发展，可能会出现病理性的骨折，就如同冬天枯树干一样非常疏松脆弱。肿瘤并发症早期识别和早期干预是非常重要的环节，也是进行慢病管理的重要一环。

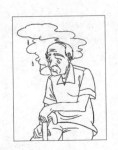

第二部分

心理

第四十章

你的忧虑我能懂

讲解人：杨甫德
北京回龙观医院院长、精神科主任医师

* 病态焦虑有哪些表现？

* 焦虑症有何危害？

* 如何远离焦虑？

相信大多数人都有过这样的经历：当我们还处在学生时代，每逢遇到重要考试，心情一定会非常紧张，甚至考试之前连觉都睡不好；工作后，单位里要举行一些大型的活动需要上台发言时，拿着手稿有可能手都在抖。其实这些现象都可以称为焦虑。焦虑并不可怕，但如果是焦虑症，那就有点麻烦了。那么该如何区分正常焦虑和病态焦虑？北京回龙观医院院长、精神科主任医师杨甫德为您解答。

* 焦虑症不可小觑

小刘在一家公司从事文秘工作，最近感觉工作压力越来越大。他一看见周围的人就觉得很烦，不想和办公室里的人说话，对跟自己有过节的人更是恨之入骨，并借机找碴儿。但是，这样并不能让他快乐，反而让他更加痛苦，他一度怀疑自己的精神出了问题。

专家提示

焦虑无处不在，无时不有。焦虑其实就是一种情绪上的担心、着急，它是一种很常见的现象，但是如果严重到焦虑症的程度就需要关注了，甚至可能需要治疗。焦虑情绪每个人都曾有过，我们应该把焦虑情绪控制在一个适度的范围内。

* 如何区分正常焦虑和病态焦虑

39岁的刁先生，两年前出了一次车祸，虽然只是受了点儿皮外伤，但是这件事给他的心理造成了很大的刺激，那就是见车就紧张，握着方向盘的手老打哆嗦。每次想开车出门都要犹豫半天。而且只要身上出现了疼痛，他就会认为是上次车祸造成的身体损伤，只是没被医院检查出来而已。现在刁先生一看到车就感觉到这种恐惧，不仅表现在心理上，而且反映在身体上——出现了胸口痛、呼吸困难的症状，这已经严重影响了他的生活。

专家提示

刁先生不仅有焦虑情绪，而且他的焦虑情绪已经给他的日常生活造成了影响。所以这种焦虑情绪有可能演变为焦虑症。焦虑情绪是每个人都有的，但是焦虑症只是部分人才会患的一种疾病。如果要诊断一种疾病，一定要有足够的症状、足够的严重程度和足够的持续时间。焦虑症最主要的症状有三大组，第一组是心理症状；第二组是躯体症状；第三组是行为症状。心理症状主要强调内心有一种恐惧、紧张、担忧的情绪，尤其是对将来的某一个状态或者是某一个情节比较担忧，如考试（一般是考前焦虑）。躯体症状表现在以下几个方面：一个人在患有焦虑症的时候会紧张、哆嗦，这是运动系统的紧张性在增加的缘故，如心血管系统会出现心慌、心跳加快、血压升高；呼吸系统会出现呼吸急促，严重的就会感觉憋气，觉得胸闷；有一部分人泌尿系统也会出现情况，表现为总想上厕所，即尿频、尿急。几乎全身各个系统都会出现各种各样的不适，这是焦虑症的躯体表现。行为症状就更明显了，如紧锁双眉、来回走步、动不动就发脾气、小动作特别多（如摸一摸头、摸一摸衣服等），这就是焦虑的行为症状表现。

* 当担心变成了强迫

强迫症是以强迫观念和强迫动作为主要表现的一种神经症。它也是焦虑障碍的一种。强迫症有一种非常明确的特征，叫作自我强迫，它和自我反强迫同时存在。例如，检查门锁好没有，一方面担心门没有锁好，另一方面内心同时也有一种感觉——门其实锁好了，没有必要去检查，最后纠结在这种冲突中。所以，在这样一种矛盾冲突中，有强迫症的人是非常痛苦的一群人，也是心理学里特别强调的、特别关注的一群人。

焦虑症和抑郁症是形影不离的"朋友"，患有这两种病之中的任何一种都很有可能患上另外一种，所以这两种病一定要提早发现、提早治疗、加强预防。

* 焦虑症的四大危害

第一，焦虑症患者的生活质量和幸福指数是很低的，因为患者整天处在一种紧张、担心、烦恼的情绪状态中。第二，焦虑症会对患者的工作、学习造成影响，因为患者一直在不停地担心，因此注意力就无法集中，工作、学习的效率也就降低了。第三，焦虑会影响一个人的形象。因为患者不再关注自己应该关注的内容，总是在想自己该怎样去减少这种焦虑问题的发生，所以他会把很多精力都放在减少焦虑上，无暇顾及其他。第四，焦虑特别重的人，还会患一些心身疾病，如高血压、糖尿病、冠心病、哮喘等，这些都可以说是严重的心身疾病。

一旦得了焦虑症，不仅会严重影响工作、学习和生活，还有可能罹患高血压、糖尿病、冠心病等疾病。

* 如何远离焦虑

焦虑一旦到病的程度就一定要及早接受治疗，越早治疗效果越好。焦虑症的治疗可以从以下几个层面着手：第一个层面是心理上的关注。焦虑症患者的性格特征是完美性格。患者可以稍微降低期望值和欲望，降低所追求的目标。因为一个人的内心期望越大，内心的矛盾冲突就会越强。要想没有痛苦，内心的矛盾冲突就要少。要学会满足，学会享受快乐，从性格的层面去调整心态。第二个层面是适当降低安全的要求。焦虑症和强迫症患者对安全的要求都太高了，他们总是想确保万无一失。但世界上没有绝对的东西，无法做到绝对安全，只能追求相对安全。第三个层面是药物治疗，因为现在发现焦虑症患者的大脑功能是在下降的，表现为烦躁、紧张、注意力不集中、食欲不好、疲惫等症状，这种功能下降是可以靠药物调整的。药物治疗可以解决 60% ～ 80% 的焦虑症症状，患者不应该回避药物治疗。

治疗焦虑症不仅要坚持用药，而且要从心理上进行调解。学会满足、学会享受快乐、增强自己的安全感是预防焦虑症的主要方法。

第四十一章

难以摆脱的苦闷

讲解人：杨甫德
北京回龙观医院院长、精神科主任医师

* 抑郁症的核心症状是什么？
* 抑郁症和睡眠有什么关系？

抑郁情绪每个人都可能有过，伤心、难过、痛苦、失望，这些都是抑郁情绪的具体表现，抑郁是非常常见的现象。北京回龙观医院院长、精神科主任医师杨甫德带您了解抑郁症。

* 抑郁症的核心症状

抑郁症的症状有两组：一组叫核心症状，就是要诊断抑郁症必须有的症状；另一组叫其他症状，亦可称为辅助症状。抑郁症的核心症状有三个。第一个症状是抑郁心境，即患者的心境一定是压抑、沉闷的；患者是悲伤的，悲伤是抑郁最核心的一种特征，它是一种内心的体验；患者是沮丧的，他考虑问题时总是持消极的、悲观的态度。总之，抑郁是一种压抑、悲伤、沮丧综合在一起的、痛苦的情感反映。诊断抑郁症，患者一定要有抑郁情绪或是情绪低落的症状。第二个症状是情绪丧失，要注意这个一定是跟本人自身的前后状况进行比较，千万不要在人与人之间相互比较。有的人爱好特别广泛，一天除了睡觉其他时间都在不停地动；有的人可能一天抑郁症患者具有自我否定意识，他们认为自己的过去、现在和将来都是毫无意义的，因此容易产生自杀情绪并导致自杀行为。

都坐着，一动不动——个体之间的差异特别大，所以兴趣丧失一定是指个人的兴趣。第三个症状是精力丧失（或者叫动力缺乏），周围人一般不太能理解患者的这个症状，抑郁症患者其实一天什么事都没做，但是会觉得特别疲惫，一点精力都没有，特别想躺着，即使睡不着也想躺着，这就是精力丧失。

* 抑郁症的三大躯体症状

抑郁症一般有三大躯体症状。第一个躯体症状是出现睡眠障碍。对抑郁症患者来说，睡眠往往是头等问题，一个人的睡眠是全过程的，而抑郁症患者的睡眠过程——从上床到第二天早上醒，全过程都会有问题。如患者刚开始上床的时候，就会出现入睡困难（一般来说，半小时以上睡不着就属于入睡困难）。正常人在上床后半小时之内应该能够睡着，抑郁症患者一般上床后半小时以上，甚至两三个小时都睡不着，这就是入睡困难。而且，整个过程患者的睡眠都比较浅，很容易醒，睡眠质量不高，所以第二天起来会觉得没精神、没有活力。此外，抑郁症患者很容易早醒，有的患者可能半夜一两点就醒了，有的四五点醒，而且最大的特点就是醒后无法再入睡，这是抑郁症患者的睡眠跟未患抑郁症的人的睡眠最主要的一个区别。未患抑郁症的人中间也会醒，但是几分钟后还能入睡。早醒是抑郁症最核心的睡眠障碍。第二个躯体症状是食欲明显下降，什么都不想吃，所以抑郁症患者的体重会有比较明显的下降。但有 10% ～ 15% 的人会出现食欲增加的情况，从严格意义上来说，这不叫食欲增加，只是进食会增加，睡眠也会多，所以就会出现体重增加的情况，这是比较少见的。第三个躯体症状就是性功能方面的损害。

* 抑郁症与睡眠的关系

抑郁症患者最主要的睡眠障碍就是早醒，而且患者醒后就无法再入睡。在无法入睡的时候患者就会胡思乱想，并且会因为身边的人睡眠好而产生不平衡的心理。在患者胡思乱想的时候，他会想到新的一天来临了，自己什么都做不了，并且什么也都不想做，患者会觉得自己难以应对新的一天，出现极度消极的想法，甚至产生自杀的念头。所以凌晨是抑郁症患者自杀最常见的时间段。抑郁症的整体症状表现出一个基本特点，就是"晨重夜轻"，即早上病情相对严重，快到晚上的时候情况会相对有所缓解。

睡眠是每个人最重要的一件事，因为一个人每天大约有 1/3 的时间是在睡觉，所以睡眠一定要调整好。首先是自己去调整好周边的状态和环境，其次是在心态上做准备。睡前不要去做一些让大脑兴奋的事情；心理上不要想着能不能睡觉，因为睡觉是一个自然的过程，而不是一个自我强迫的过程。如果通过这些方法还调整不了，就需要用药了。药物不会有很大的危害，短期内使用合理的剂量，成瘾的可能性非常小。但药物不可长期服用，要及时把自己的睡眠调整好，调整好之后尽快把药减量或者停用。

第四十二章

逃离情绪"感冒"

讲解人：杨甫德
北京回龙观医院院长、精神科主任医师

＊ 抑郁症的罪魁祸首是什么？

＊ 抑郁症偏爱哪些人群？

＊ 如何远离抑郁症？

近年来，抑郁症的高复发率令人胆战心惊，50%～90%的抑郁症患者将来有可能复发，而且它的症状让我们觉得难以想象。北京回龙观医院院长、精神科主任医师杨甫德，教我们如何快速赶走抑郁的阴霾。

＊ 抑郁症的罪魁祸首

抑郁症的发病有以下几个因素：第一是遗传因素。父母或者亲属中有人患有抑郁症，那么患抑郁症的概率就会增加。第二是体质因素。躯体的很多慢性疾病，疼痛性的疾病或者是顽固的疾病，都可能导致抑郁问题。还有很多药，包括某些降压药，也可能会诱发抑郁情绪。第三是精神因素。精神因素主要是指来自于工作、学习环境中的一些压力，这种精神刺激也会导致抑郁。一个人在遭受某种重大挫折之后，可能会一下子出现完全的抑郁状态。第四是中枢神经功能的下降或者是异常，尤其是5-羟色胺水平的下降。一般来说，抑郁症是由多个因素综合在一起才引发的。

* 抑郁症的高危人群

抑郁症的高危人群包括以下几类：第一，过去曾有抑郁症病史的患者，再发的风险会明显增加，50% ~ 90% 的患者未来都有可能复发。第二，经历过明显的应激性的生活事件或是在经历重大事件之后，人容易出现抑郁。第三，缺乏社会支持，在社会中没有人去关注患者的情绪状态，有困难也没有人去协助他解决。第四，过去有过焦虑的情绪、状态不稳定的人也容易抑郁。还有几类特殊人群也需要关注，一个是老年人群，因为老年人的脑功能在下降，各种功能都在弱化，5-羟色胺水平也在下降。所以，老年期抑郁是比较多见的一种情况。还有就是女性群体，女性抑郁症的患病率是男性的两倍。

有抑郁症病史的患者、遭遇重大事件的人、社会关系薄弱的人、情绪状态不稳定的人、老年人和女性比较容易患上抑郁症，要多加注意。

* 如何治疗抑郁症

抑郁症最核心的心理问题是认知上的问题。其实患者自身的状况没有很糟糕，但是患者会自认为身体不好，觉得将来没有希望。所以在治疗抑郁症的时候，一定要改变负面的认知模式。

抑郁症的预防需要从以下几个层面进行：一是增加自己的心理受压能力，如在平时制造一点麻烦锻炼自己。经历过更多挫折的人更坚强、成熟。二是平时要多跟别人交流。自我封闭的人会压抑自己的情绪，没有把情绪通过交流表达出来。三是保持积极乐观的心态。在交流的时候要积极主动，从乐观、欣赏的角度与别人交往。四是要适当参加体育运动。因为身体状态不好，其他状态也会受到影响。运动后的放松是全面的放松，适度的运动除了可以恢复体力，还可以缓解大脑的紧张状态。

* 寻找快乐的源泉

　　每个职业都有压力，而且这种压力是每天都要面对的，所以有压力的人群需要进行自我调适。记住两句话：要尽力去改变能改变的事情；一定要学会接受不能改变的事情。要学会分解压力，因为每个人都有很多事情要做，会有很多压力堆积，这时就要按照事情的轻、重、缓、急来排序进行。休息也是非常重要的，适当的休息可以缓解疲劳、减轻压力。

第四十三章

"难过"的心病

讲解人：王向群
北京大学第六医院党委书记、精神科主任医师

* 抑郁症是否在心理、身体上都有症状？
* 什么因素会导致抑郁症？
* 如何对待抑郁症患者？

王向群，2013年11月节目播出时任北京大学第六医院副院长。

研究表明，精神疾病正严重威胁着老年人的身心健康，其中，最主要的是老年痴呆和抑郁症。哪些特殊症状预示着患者已经步入抑郁沼泽？哪些食物富含人体快乐因素，能够帮患者安全摆脱抑郁泥沼？抑郁症的主要表现是什么？性格与抑郁症又有什么关系？北京大学第六医院党委书记、精神科主任医师王向群为您详细解答。

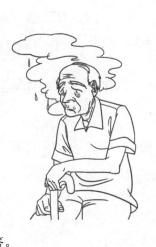

* 抑郁症是疾病　心理身体有症状

抑郁症是一种心理疾病，这种疾病表现在以下几个方面：一是生理上的反应，会有大量身体上的不舒服。二是心理上的反应，患者常常感觉自己生活毫无意义，而且经常觉得自己给社会和家庭造成了很大麻烦。时间

抑郁症是一种疾病，不仅表现在情绪上，而且还会出现身体上的症状。抑郁症的危害非常大，如果不及时治疗，患者很可能会做出极端的行为。

一长，抑郁症症状得不到缓解，患者就会出现极端的想法和行为。导致抑郁症的原因有多种，包括患者自己身体有一些慢性疾病。抑郁症患者的周围环境也是很重要的，有些老同志会有"社会变化太快了"的想法，觉得自己无法适应，进而产生消极心理。

* 抑郁症主要表现为精神情绪问题

精神情绪问题主要是指患者的精神活动出了问题，它包括思维、情绪、行为等。首先是以前能做的事情现在做不了，例如，有些人每天坚持锻炼身体，现在他觉得没劲，天天在床上躺着，但是检查又没有什么可证实的躯体疾病；原来有些人积极做饭，在家里收拾屋子很积极，但最近不愿意干，房间已经很脏了但是不愿意打扫。

抑郁症会导致患者出现精神情绪上的问题，表现为严重的自责；以前有兴趣做的事，现在不做了；觉得生活没有意义等。

* 躯体疾病是导致抑郁症的内在因素之一

各个系统的疾病都可能诱发抑郁症。对于老人来说，眼睛的疾病有可能诱发抑郁症的发作。很多其他脏器的不舒服，包括胃肠功能紊乱、睡不着觉、头晕、头疼等，也可能诱发抑郁症。比较严重的躯体疾病，如脑卒中、心肌梗死、癌症等，在这种情况下，50%左右的患者都可能诱发抑郁症。因为身体的疾病对整个机体都是有影响的，如心脏有问题不仅对心脏有影响，还会对整个机体各个系统的功能产生影响。患者内心要强大起来，战胜这些躯体疾病。正常情况下，普通人群患抑郁症的概率是5%。如果抑郁症患者身边有人陪伴，一般就不会出现极端行为。

长期患有慢性病的人，也是抑郁症的高发人群。尤其是患癌症或曾经发生过心肌梗死、脑梗塞的人，他们其中有近一半的人可能诱发抑郁症，需要格外注意。

* 性格开朗与否不是导致抑郁症的根源

性格只是可能产生抑郁情绪的因素之一,但并不是导致抑郁症的根源。导致抑郁症的因素有以下几个:一是生物节律不规律,如有些人工作需要加夜班、生活不规律。二是特殊的生理时期,如女性的孕期、产后、围绝经期(月经紊乱前后或者停经前后)、男性的更年期,整个身体发生变化的时候,人的神经递质的代谢也会发生变化,大脑的神经递质代谢紊乱,就可能导致抑郁症。三是气候因素,人在大的自然环境中生活,气候发生大变化的时候,特别是在季节交替的时候,这种变化对人情绪的影响是很大的。如在秋季,很多情绪非常稳定的患者开始情绪波动,觉得难受、睡不着觉、情绪低落等。

导致抑郁症的根源是大脑的神经递质代谢紊乱。心理和生理上的长期刺激、生活不规律、季节交替以及更年期都会影响神经递质的正常代谢,造成抑郁情绪。

* 抑郁症最重要的症状是习惯的改变

很多人都会被失眠问题所困扰。抑郁的时候一般会伴有焦虑情绪,所以会出现失眠、早醒的情况,但是这种早醒是有特点的。醒了之后,自我感觉相当差,大量的负面想法涌现,而且身体有很多的不适出现。有很多抑郁症患者说,早上一醒,第一个想法就是这一天能熬得过去吗,所以早晨是抑郁症患者自杀的高峰期。随着年龄的增长,身体的不适可能会越来越多,如果总是持续出现这种慢性的不适,一定要及时去看医生。

身患抑郁症,最重要的表现就是生活习惯的改变。例如,最近一段时间出现失眠、早醒,并且醒后自我感觉很差;兴趣丧失,以前爱做的事情,现在不做了;自责,感觉活着没意义;食欲、性欲减退等。如果出现这些问题,就要及时到医院检查。

* 正确看待抑郁症　重视心理健康

我国对于精神心理方面的障碍有很严重的偏见,医生把这种偏见叫病耻感。临床中发现,很多患者已经患有严重的抑郁症才到医院治疗,这说明人们对这种疾病患有抑郁症,不仅存在心理症状,还会出现不明原因的身体表现。如不明原因的头痛、头晕、腹痛、胃肠功能紊乱、胸痛、呼吸困难、慢性疲劳等都是抑郁症的身体症状。此外,抑郁症还可能出现强迫症状,如反复地检查门锁、反复关煤气等。

缓解抑郁的方法有很多,多与人沟通、交流或外出旅游等都可以改善不良情绪。此外,还要在身体里想象一个情绪垃圾桶,把所有的不愉快都倒进去,定时清理。适当运动有助于调节人体神经功能,帮助改善情绪。

抑郁症是一种慢性病,只要在医生的指导下,系统地诊断、评估、治疗,完全可以治愈。

的认识是有问题的。《中华人民共和国精神卫生法》是2013年5月1日实施的,强调用人单位应该关注员工的心理卫生情况。家庭成员也应该关心成员间的心理健康状况,要及早发现问题、及早解决问题。抑郁情绪人人都会有,抑郁情绪发生时可以向家人、朋友寻求帮助。对于一些查不出原因的身体上的反应也要引起重视,因为这方面的问题很容易被忽略掉。如果长期的、慢性的出现某种症状却找不出原因,一定要考虑有没有情绪方面的问题,因为这有可能是情绪障碍引起的身体反应。

* 如何缓解抑郁症

缓解抑郁,家庭环境很重要,多交流有利于缓解抑郁。缓解抑郁要建立情绪垃圾桶。人只要生活,只要在社会当中生存,就会不断地产生垃圾,包括情绪垃圾。可以在内心深处想象一个专门用来装不愉快的事情的地方,称为情绪垃圾筒。情绪垃圾不能整天背着、抱着,该扔就得扔。老攒着自己的负担就会越来越重,到最后承受不了了就会出现抑郁症、焦虑症等问题。要缓解抑郁症,运动也是非常重要的。适当的运动对于神经功能的恢复是有好处的。

* 抑郁症是慢性病　需正确系统治疗

抑郁症是一种慢性病,所以要系统治疗,而系统治疗就是在专科医生的指导下用药。系统治疗需要系统地诊断、评估,然后再进一步制订治疗方案,慢慢调整药物,使病情逐渐稳定下来以达到治愈的目的。但是治愈之后还要坚持服药一段时间,因为自我调节能力的恢复过程是缓慢的,所以不能马上停药。因此,要在医生的指导下吃一段时间药物，再慢慢减药，逐渐停药。

* 补充色氨酸　均衡饮食很关键

　　5- 羟色胺是人体的快乐素。它的功能发挥受人体激素变化影响。女性孕期、产后、绝经期都会影响5- 羟色胺功能的发挥，所以女性更容易患抑郁症。人体5- 羟色胺不能直接从食物中获得，必须通过食物中的色氨酸来合成。人每天都要吃食物，只要食物均衡，就不用担心5- 羟色胺的合成问题。不要刻意去补充色氨酸，因为合成还需要很多其他的元素，所以均衡营养最重要。

人体的快乐因素 5-羟色胺不能直接从食物中获得，而是必须通过食物中的色氨酸来合成。像肉类、鱼类、蛋类、豆类、奶类、香蕉等食物都含有色氨酸，只要均衡饮食，色氨酸就不会缺乏。

第四十四章

破除隐匿的心病

讲解人：李占江
首都医科大学附属北京安定医院副院长、临床心理学系主任、
主任医师

* 焦虑情绪人人有，如何合理对待？
* 精神问题要正视，如何科学看待？

在日常生活当中，很多人都会出现担心、紧张、害怕这些感觉。这些感觉是很正常的反应，焦虑也是人的一种正常的情绪。那么焦虑在什么情况下会成为疾病？焦虑是否属于精神疾病？严重的焦虑问题会产生什么后果？日常生活中如何预防严重焦虑问题？首都医科大学附属北京安定医院副院长、临床心理学系主任、主任医师李占江为您解答。

* 核磁共振检查出现恐惧是心理疾病

赵先生第一次做核磁共振检查时难受异常。他说当仪器将自己送入狭窄的检测舱内时，他瞬间感到呼吸急促、困难，甚至耳边嘟嘟哒哒的声音会不断地交替出现，就像铁锹拖着水泥地，他整个人都快崩溃了。恐惧的心理令他无法顺利完成核磁共振的检查。

专家提示

幽闭恐惧症是指在一个幽闭的环境里，当患者进入时，就会产生一种极度恐惧的心理。现实生活中的恐惧

症不仅仅是幽闭的恐惧，如有人害怕乘电梯、有人害怕坐飞机。除了这些，还有场所恐惧症，例如，到空旷的广场、火车站或者剧院等人多的地方，患者就会感到这个地方特别空旷或者人非常多，还有人会认为自己发生意外难以逃出去或者难以得到救治，这些也是恐惧症的一种。

焦虑在什么情况下会变成疾病，可以从三个方面看：第一，一定要有焦虑的体验，如担心、紧张、害怕。这种情绪可以没有明确对象，也可以有明确对象，像做CT、做核磁共振时出现这样的症状。第二，因为这个症状感到很痛苦或者对生活工作带来影响。第三，持续一定时间，一般临床上把持续三个月作为判断标准。

* 惊恐发作会出现与心绞痛相似的症状

某公司职员王女士，最近经常突然心跳加快、心慌，甚至感觉心脏像马上就要跳出来了一样，并伴有紧张、出大汗、呼吸困难等症状。每当出现以上症状时她自己的任何工作都无法进行。王女士的父亲几年前因为心脏病发作去世，所以每当症状发作的时候她就会联想到父亲的心脏病，于是在她每次"心脏病发作"时都会拨打急救电话，然而每次到了急诊室输液、检查之后都会立马好转。尽管很多次的检查结果都显示王女士的心脏非常正常，但是每次发作她还是不由自主地担心是心脏出了问题。

专家提示

王女士的症状特别类似心绞痛发作，在现实生活中确实有一定比例的人，没有什么特别的原因，突然觉得自己心慌、胸闷、气短，感觉自己要失去控制了。这种体验持续的时间不是太长，一般 10 ～ 30 分钟，最多不超过 1 个小时就自然有所缓解。如果有一次发作以后，总感觉是不是心脏出问题，加上自我暗示，会再发作。以上这些症状的发生都是焦虑的表现，那么如何预防焦虑呢？首先要在意识方面进行调整，在做事情之前有充分的准备可以减轻焦虑。在面对问题的时候，如果出现了焦虑，可以通过做深呼吸的方式来进行自我缓解。

* 急性焦虑可能发展为慢性焦虑障碍

李先生最近半年总会有一些莫名的担心，如坐在办公室担心楼会倒塌、担心父母会遇到车祸、担心客户撤回订单、担心被老板炒鱿鱼等。这些不由自主的担心令李先生很苦恼，整天处于紧张的状态中，身体也无法放松，很疲惫，经常头疼、腹泻、出汗等。去过几次医院检查没发现什么问题，喝了很多中药，也补充了维生素，但是没见任何好转。

专家提示

慢性焦虑障碍的表现是过度的担忧，凭空想象出各种和现实脱节的情形。另外，在生理上的反应是会出汗、会心跳加速。在自己无法控制的时候，必须到医院进行治疗。在焦虑障碍治疗方面，有很多药物可以使用。比如，对于急性发作的人，服用几片镇静催眠类的药物，就可以缓解症状。但是，药物的治疗不能维持长久的疗效，自身心理的调节是非常重要的。

药物的治疗，不能维持长久的疗效，因为轻度焦虑障碍的疾病，除了生物学有一些机制的改变，心理方面的一些改变也是非常重要的。

* 反复检查及过度清洁都可能是强迫症

李先生从小性格内向，凡事都认真谨慎，不放过每个细节，任何事情都力求完美。为了在工作中不出错，他慢慢地养成了反复检查的习惯，自己写的材料都要检查很多遍，标点符号也不能放过，明明知道没有再检查的必要了，但还是控制不住反复看；也会反复地检查门锁、煤气等。每天很多时间都花费在无谓的检查中，李先生无比苦恼。但他也不敢和亲友说，怕被人认为精神不正常；周围的人只是觉得李先生做事非常认真，追求完美而已。所以，很长时间以来，李先生在痛苦中煎熬着。

专家提示

李先生的症状是典型的强迫症的表现。强迫症是焦虑障碍的一种类型。强迫性检查不仅会检查门是不是锁好了，也会检查煤气、水龙头开关这些方面，除了强迫性检查之外，强迫性洗手、洗涤也很常见，日常生活中说的洁癖，也都是强迫行为。在临床上治疗时，可以用认知行为治疗。从两个方面做起，一方面，跟患者一起讨论有关于他认知的危险是否存在、是否合理，从观念上，让他有一个意识上的调整，让他判断其中不合理的地方，让他愿意去改变这种行为，这是一个重要的前提。另一方面，在认知的基础上，把病人强迫性的对象分等级，然后让他逐级接触这些东西，接触以后，会产生焦虑，但是只要坚持去做，一步步调整，就会取得显著的效果。

第四十五章

心病还需心药医

讲解人：李占江
首都医科大学附属北京安定医院副院长、临床心理学系主任、
主任医师

* 身体不适，追根溯源是何原因？
* 焦虑不断，抑郁来袭，如何发泄？

日常生活中，我们总是会出现一些不明原因的头疼、胃疼，到医院检查也找不出原因，过一段时间情况会得到缓解。但是这些症状背后的真正原因是什么？我们该如何治疗与防治？首都医科大学附属北京安定医院副院长、临床心理学系主任、主任医师李占江为您解答。

* 心病表现为躯体不适的是躯体形式障碍

王先生每日都处于高压的工作状态，总感觉脑子里有一根弦紧紧地绷着，放松不了，每当愤怒的时候，头部的阵阵胀痛令他很痛苦，无心做事。最近半年，由于王先生的情绪越来越糟，还把工作中的压力带回家，因此常常为了一些小事与妻子吵架或者生闷气。渐渐地，王先生的头疼越来越严重，常常疼得晚上无法入睡。王先生担心是自己的身体出了状况，就频繁地去医院进行各种各样的检查。尽管医生已经多次告诉他身体没问题，他也服用了很多止疼和调节神经的药物，但是由于头疼总是无法缓解，王先生常常奔走于各个医院来治疗头疼。

他的情绪也会随着疼痛的程度而波动——头疼轻一些时，他就感觉轻松一些，而头疼严重的时候，心情也会变得糟糕。

专家提示

在临床上经常看到这样一种情况，患者怀疑自己有问题，自身症状很多，自己感到非常难受、非常痛苦，但是做各种检查都发现不了问题，有16%～17%的患者会出现这种情况，这就是躯体形式障碍。这需要患者到医院检查，明确到底是什么样的问题。王先生由于工作压力比较大，工作上、家庭里的一些问题处理不当，不良情绪积压在心里，通过心理学机制的转化，表现出躯体方面的症状，这样的疾病就是用躯体症状表述心理上的苦恼。躯体形式障碍中，头疼是常见的表现形式，除此之外，还可表现为腰部疼痛、颈部疼痛、胃部疼痛。

* 长期焦虑可能导致抑郁症

在临床上焦虑和抑郁是姊妹症状，焦虑的人会头疼，感觉工作压力大，非常容易紧张，到医院做了很多检查，查不出问题。接着会反复去求治，到最后还是查不出病因，但是症状又不缓解，就会绝望。绝望以后人会抑郁，感觉自己没有兴趣，什么也不愿意做，睡不好觉也吃不好饭，体重下降，表现出抑郁症的症状。抑郁症发展到最严重的后果就是自杀，不仅仅结束自己的生命，有的患者还会扩大自杀，波及身边的亲人。归根结底，抑郁症在临床上主要有两个核心的表现：第一个是情绪非常低落，比如以前喜欢做的事情现在统统都不想做了。第二个是非常容易感觉到疲劳，做什么事都觉得累，不想做。

* 自卑的人更容易患上抑郁症

自我评价较低、心思较重，这样性格特点的人，遇到压力可能容易出现抑郁，这跟性格特点有关系。性格本身没有好坏之分，但性格里的某些特质，如特别容易自卑、特别不自信、什么事都容易归结到自己身上，这些都是不好的。现实生活中很多人经常出现这样的自我评价，总是用自责的态度对待自己，这样就可能会出现一些抑郁的倾向。我们应该做像向日葵一样永远向着太阳的人。向日葵会主动调整自己，总是面向阳光。一个普通的人也应该面向阳光，去追求幸福，积极乐观地生活。生活当中，会遇到各种各样的事情，每件事都有积极的方面和消极的方面，要多想想积极的方面，这是非常重要的。要采取一系列的方法，不断地去调整自己适应环境。

* 运动可转移注意力 缓解不良情绪

运动是可以改变人的情绪的，做运动注意力就转移了，所以运动是很重要的宣泄情绪的方式。但是，有些人发泄的方式是摔东西或者打人，这样做肯定不合适。发泄是有前提的，一定要不违反法律、不危害他人。如果会给别人带来一些影响，这样的宣泄方式是不提倡的。我们要更阳光地生活，像向日葵一样面向太阳，不断调整自己。

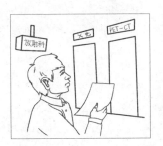

第三部分

其他

第四十六章

急诊室的故事——心脑之急

讲解人：王宇

首都医科大学附属北京同仁医院副院长、副主任医师

* 什么是急诊室最常见的问题？

* 如何对急症做出准确判断？

* "慢阻肺"等肺部慢性病为何会导致昏迷？

命悬一线，死神往往来得出人意料。死神降临之前，哪些身体表现可能成为救命稻草？生命告急怎样才能渡过难关，重获新生？首都医科大学附属北京同仁医院副院长、副主任医师王宇为您解答。

* 昏迷是急诊常见问题

一天，74 岁的王女士从市场买完菜回家后，想稍微休息一会儿就去做饭，但是意外却发生了。王女士这一休息就不知不觉晕了过去，怎么叫都叫不醒。家人随即拨了急救电话。王女士被火速送到了医院，急诊医生迅速给她做了检查，发现她的血糖极低。医生立刻给她注射了葡萄糖，很快王女士就苏醒过来。但是自己却对刚才发生的惊险毫无印象。

专家提示

昏迷在急诊的诸多症状中属于紧急症状，引起昏迷的原因非常复杂，病因也是多样的，医生判断起来也存在很多困难，有些急症医生也没有时间去判断，来不及

做各种各样的检查，如在日常生活中比较常见的低血糖，这种昏迷只要得到及时的对症治疗就会迅速恢复。

糖尿病是发病率非常高的一种慢性疾病，糖尿病控制情况不好或者糖尿病后期经常会出现一个严重的并发症，即低血糖。如果出现了低血糖之后及时救治，恢复后不会留下后遗症。但是在现实生活中，低血糖如果持续时间比较长，对大脑的功能造成不可逆的损伤，对整个机体功能都会造成严重的威胁，最严重的可以危及生命。

低血糖昏迷并不难发现，特别是糖尿病患者，但是一般人都是关注高血糖，却忽视了低血糖。糖尿病发展到一定阶段，由于患者肾功能不足或者肾功能减退，会导致一些降糖药物在体内的排泄产生困难。一旦降糖药排泄不出去，在体内产生一些降糖药的蓄积，导致人在不知不觉的情况下，出现短暂的低血糖反应。

低血糖反应是多种多样的。在早期，患者可能会出现心跳加快、兴奋，甚至出现意识混乱。如洗菜的时候，忽然拿起洗涤灵喝，后期逐渐出现小便失禁、浑身大汗、昏迷，这一系列都是低血糖可能出现的反应。

当糖尿病患者出现了一些异常情况时，除了叫救护车以外，要赶紧测血糖，如果发现血糖特别低，只要低于 6 毫摩尔每升或者 7 毫摩尔每升以下，就应想到可能出现了低血糖，可以冲点浓糖水，服用之后很快就清醒过来，等救护车赶到，再把患者送到医院进行进一步的诊断、治疗。

* "慢阻肺"等肺部慢性病可以导致昏迷

"慢阻肺"即慢性阻塞性肺疾病。患有"慢阻肺"的患者在感染突然加重或者一些其他诱因的情况下，可

当发现糖尿病患者出现行为错乱、躁动或欢快、意识迷糊、小便失禁等症状的时候，一定要测量血糖，这很有可能和低血糖有关系，千万别等到发生昏迷了才后知后觉。

能会出现一些意识上的障碍。例如，平时特别慈祥的老人，突然暴躁起来，说话颠三倒四。出现这种情况的原因可能就在于"慢阻肺"发展到了后期，出现了肺功能衰竭，进而导致呼吸衰竭，二氧化氮在体内潴留就会引起患者意识上的障碍，严重的会出现昏迷。所以家里有"慢阻肺"的患者突然间意识不好的时候，应当注意是否出现了肺性脑病。

肝炎发展到后期会形成肝硬化，进一步发展还会出现肝功能衰竭，如果再加上一些诱因的作用，如一些含氮食品的摄入过多或消化道出血的情况，会进一步发展为肝性脑病，这也是意识上的一种障碍。例如，晚上不睡觉白天睡，或者本来很正常的一个人，但是大小便都不知道去厕所或者不认人，这也是意识模糊的表现。

糖尿病患者低血糖、肺性脑病、肝性脑病都可能导致昏迷。糖尿病患者出现心跳加快、兴奋、意识混乱等症状时，一定要及时测量血糖，排除低血糖昏迷的隐患。有"慢阻肺"、肝硬化等肺部、肝部慢性病的人，如果出现暴躁、癫狂、意识障碍时，一定要将其及时送往医院，防止发生昏迷。

第四十七章

急诊室的故事——应对意外之祸

讲解人：王宇
首都医科大学附属北京同仁医院副院长、副主任医师

* 您了解崴脚急救"大米法"吗？

* 如何判断肢体骨折？

* 颈部骨折后如何应对？

飞来横祸，往往令人措手不及，有时甚至危及生命。外伤处理，怎样才能既迅速又有效，成功自救？突发意外，我们到底该如何应对？首都医科大学附属北京同仁医院副院长、副主任医师王宇为您解答。

* 崴脚急救"大米法"

生活中，老年人爱遛弯儿锻炼身体，常进行踢毽子、打太极拳、抖空竹等各式各样的锻炼。但在运动过程中也会有一些意外发生，造成损伤后可以使用著名的"大米法"急救。"大米法"实际上是治疗扭伤的四个步骤，将每个步骤的英文单词首字母的缩写组合在一起，正好是英文单词"大米"（RICE）的意思。所谓四步，即休息（Rest）、冰敷（Ice）、加压（Compression）、抬高（Elevation）。

第一步，制动或休息（R）。有些意志特别坚强的老人，崴脚之后还继续活动，他们认为多活动、多走两步就好了，但是大家千万不要这么做。因为在自己不清楚损伤是否

严重的情况下要做的第一件事就是停止运动，让患肢或者受损伤的部位休息。

第二步，冰敷（I）。因为损伤的程度不一样，里边的毛细血管会有一些破损，毛细血管损伤之后会出血。如果用热敷会导致血管扩张，出血量增大，对恢复会造成影响，也会加剧疼痛。冰敷能够收缩毛细血管，让周围损伤减轻。特别需要提醒注意的是，不要将冰直接放在皮肤表面，否则会对皮肤造成冻伤。特别是一些患有糖尿病的老年人，皮肤的损害一旦形成可能会造成不良后果。应使用家里的毛巾、枕巾等，将冷冻物品包起来，再放到受伤的位置上，这样就能起到很好的效果。如果手头没有毛巾等包裹物，还可以用冷水冲。另外，冰敷的时间根据情况不同而定，冰敷半个小时停一下，这是最简单的一个冰敷方法。

第三步，加压包扎（C）。加压包扎的目的主要是为了让关节不要随意活动，将关节固定住。家里可常备简单包扎的物品，如绷带或者弹力绷带，如果没有，也可以用一些布、毛巾做简单的固定。

第四步，抬高患肢（E）。将患肢抬高，高于心脏的位置，有利于患肢血液回流。

相对来说，后两条患者和家属不太容易准确操作，这时可以请医生根据损伤的严重程度来帮助处理。

* 腰伤在中老年人中较为常见

腰的扭伤最常见的有两大类。一类是腰扭伤，它实际是腰部肌肉、韧带的一种损伤，这种损伤比较常见，虽不涉及关节和神经，但是疼痛比较剧烈，打喷嚏、咳嗽都会加重疼痛，甚至翻身都受限。包括肌肉、韧带、筋膜在内的所有腰部软组织以及相关的结构都可以发生炎症或者急性损伤，引起剧烈的疼痛。另一类更严重的是腰椎间盘突出。腰椎间盘突出除了会导致腰疼之外，还有一些神经根受损害的改变。最常见的就是坐骨神经痛，表现在单侧下肢或者双侧下肢。一般情况下，腰椎间盘髓核突出都是压迫一侧，很少一部分中心型的突出会刺激到两侧。一侧下肢放射性的疼痛，从臀部一直往下窜到脚，这种放射性的疼是脊神经受到压迫的一个典型的变化。若腰疼加上腿疼，恐怕就不是简单的扭伤能解释的，而是腰椎间盘突出或者膨出，对神经造成了压迫。

腰部应该有适度的、规律的肌肉锻炼，以增强腰椎的稳定性，强化腰椎的力量，这样就可以避免随着年龄的增加逐渐出现损伤。在日常的活动当中，随着年龄的增加，运动强度应该控制，特别强的活动会对关节、韧带，特别是脊柱造成一些不必要的压力。

* 教您判断是否骨折

从专业医生的角度来讲，骨折首先属于一种变形。在原来的功能内是直的，现在鼓起，或者脚踝原来不能向外侧动，现在往外撇，这些严重的形态上的变化，都是骨折。还会有一些骨折面的摩擦感，甚至有骨擦音。这些现象十分严重时，会导致患者不敢动。

骨折之后唯一能做的就是减少后续损伤，而且利于未来恢复，但要采取固定措施。意外发生后，不管是否判定为骨折，首先不要轻易活动，即使能走回家里，也并不代表没有骨折，只是并非特别严重的骨折。

真正的骨折会对周围的血管、神经造成损伤，由于继续活动，骨折已经不再是原来的形态，它会发生一些

腰外伤常见的有腰部扭伤和腰椎间盘突出。两者最大的不同是，腰椎间盘突出可能会出现下肢放射性的疼痛，而腰扭伤只是单纯的腰部疼痛。

扭转、错位，除了骨折本身以外，还会导致其他的继发性损伤，如断端可能会导致神经的损伤，这种损伤会引起内在的大出血。所以出现这种情况的时候，不要轻易动，不要自己去矫正，唯一能做的是把患肢固定，固定的目的就是减少它的活动度，避免继发性的损伤。

* 颈部骨折发生率高　危害巨大

颈部的神经能够支配大脑，传达大脑对肌肉、关节的活动指令，同时也有接受外界各种感觉的作用，负责大脑和身体上下指令的传送及回馈。颈部如果受到骨折的损伤，被切断或者被破坏，就会引起严重的下肢瘫痪，后果非常严重。

伤到脖子后千万不要轻易运动，最简单的紧急救治方法是使伤者平躺。当然有些具体的固定手法，如托着伤者的头部。如果有衣服，可以把衣服折成比较粗大的筒，帮助固定颈部。注意，较细的筒无法起到支撑和固定的作用。

有些人在遇到这种情况的时候，会采取一个人搬着脑袋，四个人拽手和脚的办法移动伤者，实际上这种方法会损伤伤者的脊髓，是一种错误的做法。

骨折之后，最重要的自救方法就是伤处的固定。尤其是伤到脖子后，一定要在固定好头颈，确保颈部不能来回晃动之后，再送医院急救。

第四十八章

急诊室的故事——五官之祸

讲解人：王宇
首都医科大学附属北京同仁医院副院长、副主任医师

* 异物堵塞气道有何急救方法？
* 急性闭角型青光眼发作有哪些症状？

生活中一个小小的失误，都有可能导致致命的伤害。危机当头，一些简单易行的小办法就可以挽救生命。人人都可能发生意外，紧急关头怎样才能化解危机，绝处逢生？首都医科大学附属北京同仁医院副院长、副主任医师王宇为您解答。

* 老人和小孩更容易异物卡喉

老人和小孩，比起中青年人更容易出现异物卡住咽喉的情况。小孩吃饭时喜欢边玩边哭闹，这是十分危险的。老年人由于会厌软骨的吞咽反射功能敏感性下降，就容易出现异物进入气道内或者卡在咽喉部的情况。卡鱼刺的时候，有些人喜欢吃块馒头来解决，或者喝点醋软化软化。其实这不是提倡的做法，有的时候可能管用，但仅限于扎得非常浅而且刺非常小、非常软的情况下，大部分情况下不能达到效果，而且会加重损伤，因为随着吞咽压迫，会让比较粗大的刺往深部扎，更不容易取出。如果刺停留在周围组织内，如气管内、食道内，时间长了会引起炎症。随着馒头被往下吞咽，刺就进入食道，

如果发生鱼刺卡住咽喉的情况，因为咽喉部的肌肉力量比较强，可以通过自主的咳嗽或者肌肉的运动，把刺给排出来。如果感觉到扎得不深，可以让家人用筷子或勺子压住舌根前部，通过手电认真寻找，然后用镊子夹住取出。如果没有这个条件，应前往医院的耳鼻喉科急诊，医生会帮助寻找刺的部位，然后给出一个最好的治疗方法。用镊子在仔细寻找之后取出，是最安全、最有效的卡鱼刺的解决办法。

如果刺比较长，有可能会穿透食道，食道后边除了气道之外还有血管，非常危险。医生在透视下可以看见鱼刺随着动脉的搏动进进出出，如果穿破了动脉壁就会引起动脉大出血，只有通过开胸手术才能把鱼刺取出来。

* 异物卡喉有特征　判断及时利抢救

小孩吃果冻比较危险，其实不仅仅是小朋友，老年人吃果冻也容易卡住。除了果冻之外，可能还有玻璃球、铅笔帽、玩具、发卡，容易吞到嗓子里卡住气道，大人监护孩子时，特别是老年人看护自己孙辈的时候，一定要有监护意识，如果发现小孩在自己一转眼的工夫，突然间发生明显的变化，原来能说能笑，突然不说话了、不出声了，出现明显的、高调的吸气音、出气音或脸已经憋得发紫，小孩用手卡住脖子，或成年人在气道异物阻塞的时候有 V 字形的动作，一定要意识到，是有一些异物进入气道了。异物阻塞气道的时候，并非气管全部被堵塞，有的时候并没有把气道完全封闭，在这种情况下，换气功能还存在。最简单的处理方法，让其头朝下，拍背，拍两个肩胛骨中间的部位，力度要强一点，连续 4～5 次一组，多组重复拍打，同时要告诉被卡住的小孩或者成年人，要有一个自主的剧烈咳嗽，剧烈咳嗽形成的气流可能就会把没有完全堵塞的异物冲出来，这是个非常重要的过程。当然，最可怕的是比较严重的气道阻塞，简言之，就是整个的气道全部被堵，这就需要一些专业的手法，医生在急救当中常用海姆立克 (Heimlich) 急救法，又叫海式冲击手法，来解决气道异物。

* 异物堵塞气道的急救方法

异物堵塞呼吸道，需在第一时间抢救。腹部冲击法，是从背后环抱患者，右手握拳放在患者腹部正中，左手握住右手，迅速向上提拉患者，挤压腹部的残存气体，把异物冲出气道。此外，对婴幼儿可用拍背法。

1. 腹部冲击法

腹部冲击法主要是通过腹压的变化，让肺内残留的气体随着胸廓的挤压，形成向上气流不断冲击卡住的异物，从而使得异物被顶出。这个方法有一定的技巧，如遇到异物堵塞时间比较长的患者，要让患者两腿分开，从后方环抱，避免患者长时间缺氧出现晕厥后向后倒，一条腿放在患者两腿中间，顶住臀部，这样做的目的是减小冲击。

2. 海姆立克（Heimlich）法

实施海姆立克法时根据患者的不同体位采取的方法不同。患者采取立位或坐位，抢救者站于患者背后，用双臂环抱患者腰部，一手握拳顶住患者上腹部（剑突与脐之间的腹中线位置），向内、向上数次施力冲击，引起人工咳嗽，以驱出异物。但是在实施过程中，要注意防止腹内脏器损伤。患者采取仰卧位，头偏向一侧，解开领扣，保持气道通畅。抢救者在患者一侧或骑跨式，双手掌重叠，掌根置于患者上腹部，向内、向上施力冲击数次。

3. 拍背法

此方法适用于年龄较小的孩子，需要一个人进行保护的同时另一个人将孩子双脚提起，头朝下，拍打背部。在异物卡住的初期要及时使用这种方法，因为从家到医院的过程，孩子是持续处在缺氧状态下的，持续的缺氧会造成脑损伤或者气管损伤。除了用双手将孩子的脚提起外，也可以采用将小孩头部朝下放在膝盖上，轻拍后背的办法。拍背法的优点在于，当情况非常紧急时，在家就完全可以进行操作。

＊急性闭角型青光眼发作　平静心情少喝水

看晚报是老马每天必做的事情，但这天，老马刚看没多会儿，突然就觉得报纸上的字出现了重影，而且脑袋也开始胀痛。老马怀疑自己血压高了，于是没太在意，吃了片降压药就休息了。可是这一觉醒来，老马居然失明了，眼前一片漆黑。

专家提示

青光眼急性期的表现中眼疼是最典型的。若一侧出现剧烈的头疼或者鼻根疼痛、酸胀，情况严重时出现恶心、呕吐，这个时候要意识到有可能是眼压升高导致的急症，就诊的过程中会给医生提供一个明确的分诊信息。

有时情况很紧急，家属想当然认为是出现了高血压，但很有可能是出现了脑梗塞。有些症状如鼻根疼、头疼、恶心、呕吐，这些表现和很多日常生活中的常见病发作时的症状很像，因此容易被忽视，一旦被忽视很可能会延误判断、治疗的时间。会有一种比较典型的虹视现象，患者看灯光或者月光的时候，会出现一个彩色的圆圈，这也是急性青光眼比较典型的一个症状。

急性闭角型青光眼发作时要及时冷静下来，使心态放松，不能大量地饮水，因为水的代谢会引起房水的增加，会使眼部压力进一步增高。

常见的眼部急症有急性闭角型青光眼、眼外伤和眼底动脉阻塞。急性闭角型青光眼发作会有眼睛、头部的胀痛以及鼻根酸疼、看灯光出现一圈彩虹等症状。

第四十九章

化解危机有三宝

讲解人：王宇
首都医科大学附属北京同仁医院副院长、副主任医师

* 中暑也分等级吗？

* 夏日饮食需要做何警惕？

* 消化道出血的典型症状是什么？

　　看似人人都会得的小急症，很可能成为置人于死地的大祸患。面对夏日急症的威胁，怎样做才能避免致命危险？如何对抗不容忽视的夏季常见急症？首都医科大学附属北京同仁医院副院长、副主任医师王宇为您解答。

* 中暑分等级　切莫大意惹病症

　　中暑最容易出现的症状是口渴，此外，因为在炎热的气候下大量出汗，没有补充水分和盐分，所以肌肉因为严重的脱水及缺钠，会出现痉挛性的疼痛，还会引起上腹部剧烈的肌肉收缩导致疼痛，这叫作热痉挛。严重失水若不能够及时补充，就会出现体内循环上的衰竭状态，这种衰竭会出现各种各样的表现，如低血压、休克以及肾衰竭。更严重的会发生热射病，直接威胁到患者生命，在高湿、不通风的情况下，体内的调节中枢会出现问题，导致降温异常，持续在40摄氏度以上的高热状态，进而导致体内的各种蛋白质发生变性，出现各种各样的损伤表现，包括心肌、肝脏、肾脏，甚至是脑神经都会

出现损伤，而且这种损伤是不可逆的，如果救治不及时就会威胁患者的生命。此类情况是最严重的中暑，所以中暑不是一件小事，需要引起注意。

人们经常遇到的是轻度中暑。遇到轻度中暑时，首先要把患者转移到一个比较凉爽、通风的地方，如果患者穿得比较多，应该尽快地把衣服减少，暴露皮肤，同时做一些简单的冰敷。如果家里有凉水、酒精、冰块儿，可以给患者的额头、腹部、四肢、腋窝这些地方做一些冷敷来缓解症状。如果初期患者神智还很清楚，应该补充一点淡盐水，因为大量出汗除了水分流失之外，还有很多的盐分，包括钠和钾的流失。这种情况下，如果大量地补充纯净水，到了体内之后会进一步加重低钠的产生，这时候一定要补充淡盐水。

补充淡盐水时，不能在短时间内大量补充。因为大量地快速摄入水分之后，会出现反应性的再次出汗，进一步加重循环功能的衰竭，所以一般要求小口喝，一次补充 300 毫升左右，分多次喝。淡盐水一般是按照生理盐水的比例配备，也就是 0.9% 的浓度。500 毫升的淡盐水，需要 500 毫升的矿泉水一瓶，加入一小瓶盖或一小勺盐，这样基本能够达到 4.5 克的盐溶在 500 毫升的水之内，配成 0.9% 淡盐水的要求。

* 消化道出血的典型表现

张先生 65 岁，年轻时落下了老胃病，自从退休后，就一直在家休养着。今年刚一入夏，问题就找上门来，张先生总是感觉肚子疼，而且他还发现自己的大便有点发黑，这让他十分不解。去医院检查，原来是自己的消化道出血了。

重度中暑能危及生命。中暑后要把患者转移到阴凉通风处，及时补充淡盐水，同时采取冰敷的办法降温，必要时还需去医院就诊。中暑后应补充淡盐水，要小口、分次喝，淡盐水应按生理盐水比例配制。

专家提示

消化道出血，在日常生活当中并不少见，因为消化道出血的最主要原因是消化性溃疡，而且老年人、年轻人都可能发生。消化性溃疡其中一个很严重的并发症就是上消化道出血，如果出血量不大，可能排出的是黑便，医生称为柏油便，大便发黑、发亮，且便稀、不成形。因为黑便也很常见，吃一些血制品，或者吃一些中药都会出现排出黑便的情况。但是黑颜色的大便和消化道出血导致的柏油便是两个概念，特别是柏油便因为里面有大量的血，所以用水一冲发暗红色。形成柏油便主要是由于胃酸对血液中的一些物质进行破坏，形成了一些黑色的物质，才导致了黑色的大便。

* 夏日饮食应谨慎　吃错东西易惹病

食物中毒在夏季高发，因为夏季人们吃生食、凉食比较多。夏日朋友聚会，啤酒、烧烤自然免不了，还有些岁数大的人剩饭菜舍不得扔，特别是将肉食、鱼等放在冰箱里保鲜，过几天想起来了再拿出来吃。这些生活习惯，容易引起急性的食物中毒。食物中的有毒细菌种类多种多样，比较常见的如沙门氏菌、肉毒杆菌。肉毒杆菌比较容易出现在一些低酸性的罐头类食品或一些储存时间比较长的肉类食品中，如火腿肠、腌肉等。

肉毒杆菌感染的特点是细菌致病。一般肉毒杆菌会分泌肉毒杆菌毒素，肉毒杆菌毒素会引起严重的神经系统病变，甚至会导致呼吸肌的麻痹，最终直接威胁患者的生命。夏天，食品在制作、加工、运输、储存过程当中，都可能由于气温升高导致细菌的大量繁殖。含有细菌的食物食用后会出现一些不良症状，一般伴有恶心、呕吐、发烧、休克等，其中恶心是一种保护性的反应。人体是一个精密的整体，调节器官负责保护人体健康。调节器官的作用使症状发生时出现呕吐，帮助身体在机体吸收前将有毒物质吐出来。治疗急性中毒的时候，特别是食物中毒的时候，首先应该催吐，可以通过刺激咽喉，如用筷子或者手指压迫舌根的后部或触碰扁桃体。如果吃了东西以后觉得不舒服，特别是胃不舒服、恶心，最好还是把它吐出来，这是保护措施也是治疗手段。

夏天常见消化道出血。大便黑亮是消化道出血的典型表现。食物中毒初期觉得肚子不舒服，可以采取催吐的方式把食物吐出来，以免毒物在胃肠道被吸收后引起不适。

第五十章

医院里的"照相馆"

讲解人：王振常
首都医科大学附属北京友谊医院副院长、放射科主任医师

王振常，2011 年 12 月 3 日至 12 月 5 日节目播出，时任首都医科大学附属北京同仁医院影像中心主任。

* 影像检查在临床医学中有何重要性？
* CT 能否用于全身性的检查？
* 神经系统的检查为何首选核磁共振？
* 核磁共振检查有何禁忌？

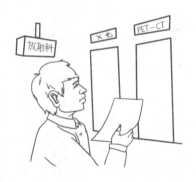

医院里的影像检查，为何大家会疑惑重重？常规的透视检查为何已不见了踪影？针对不同的疾病，我们又该选择哪种影像检查？首都医科大学附属北京友谊医院副院长、放射科主任医师王振常，带您走进医院里的"照相馆"。

* 影像检查在临床医学中的重要性

医院中也有"照相馆"。有资料证明，现在医院里疾病的诊断信息，20% ～ 80% 来源于图像或图形资料。影像检查主要看全身的各种内部结构，通过观察这些内部结构，可以早期发现病变及对病变进行疗效随访。

* CT 是胸部病变的首选检查方式

60 岁的田先生是一名从医近 40 年的医生。平时对自己的身体格外在意，可是就在 2011 年 9 月 5 日那天，田先生刚到办公室，正当他准备去吃早饭的时候，一阵咳嗽来得让他措手不及。而且这一咳嗽不要紧，痰中居然还带着鲜血。田先生根据自己多年的从医经验，越想越觉得不对劲儿，自己的身体一定是出了大问题。难道，噩运真的就要降临在田先生的头上了吗？

专家提示

有四类病会引起血痰，即支气管扩张、肺炎、肺部肿瘤或外伤。患者在遇到上述情况时应针对症状做相应的检查。临床检查方法很多，有支气管镜、胸部透视、胸部照相、CT 和核磁共振，针对田先生的情况首选的应是胸部 CT 检查。根据田先生的 CT 报告有两种可能，第一是感染，第二是肿瘤。结合临床给田先生进行治疗，通过消炎，然后再观察病变的改变情况，进一步确定病变的性质。

* CT 检查的功能

CT 是一种 X 线检查，它跟平时拍照不一样。照相是人体前后重叠的影像，器官之间会有遮挡，而 CT 是一层一层地扫描，显示的是断面图像，这种断面图像的断面厚度是可以控制的，现在可以达到 0.3 毫米或 0.4 毫米。胸部扫描可能 6 毫米或 7 毫米的断面厚度更为合适，这样既可以发现病变，又可以减少射线剂量。

现在的 CT 检查速度非常快，有射线进行数据扫描的时间只有五六秒钟，更多的时间是在摆位置及患者上下床。在整个检查过程中，患者没有任何感觉。因为射线对身体有一定的损害，所以工作人员给患者做检查的时候，要做必要的防护，不需要照射的地方，医生给患者盖上铅制的围裙，以保证患者接受的是最小的剂量，采集到最多的信息。

* CT 适用于对全身各器官进行检查

CT 适用于对全身各部位进行检查，如对头部、眼眶、鼻子、鼻窦、耳朵、耳朵内部等进行检查。人体最小的骨头在耳朵里，叫听小骨，通过 CT 能看到听小骨并对其进行检查。颈部的 CT 可以检查颈椎是否出现增生。CT 还可以对胸部、腹部、膝关节、踝关节等进行检查。全身各个系统都可以应用 CT 进行检查，这种方法相对于 X 线照相的分辨率更高，显示病变的能力更强。对于外伤性的病变，如软组织挫伤、骨折、出血等，CT 是首选的检查方法。还有炎性的病变，尤其是肺部的炎症，CT 也是首选，其他部位的炎症可能要根据具体情况来确定。不过对于血液系统的疾病、先天性发育性的病变、代谢性病变，CT 的功能是有限的。

* 做影像检查要权衡利弊

做过乳腺 X 线检查的患者，总体来看，生存率或者生存的周期比不做乳腺检查的人延长 30%。射线确实对身体有一定的害处，但是通过及时的乳腺检查，早期发现病变，采取合适的治疗措施，总的寿命是在延长的。由此说明，通过影像学检查，它的有益方面要大于它的不利方面。

CT 检查属于横断面的影像检查，可以将我们身体的器官分层进行拍照，发现有无病变的存在，是一种分辨率很高的影像检查，因此适合对全身各个器官进行检查。

* 增强 CT 大有学问

现在的 CT 一般从检查方法上分为两类，一类叫平扫，另一类叫增强检查。平扫就是患者到检查床上平躺进行数据采集。增强检查是在检查过程中，给患者静脉里边注射对比剂，即造影剂。肝脏里边有肝实质、肝脏动脉、肝脏静脉、门脉系统，要把这些相同密度的软组织结构分辨出来，就要在这些管道里加上造影剂。加上造影剂以后增加对比度，使各种解剖结构都能够显示出来。造影剂的作用有以下几点：第一，增加对比，显示各种解剖结构。第二，如果患者病变比较小，跟正常的组织区分不开，但一旦有了病变，病变的血供跟正常的组织血供会有差别，所以这时注射了造影剂后，正常组织和病变组织就能分辨出来了，就可以发现病变。第三，检查病变血供，如肿瘤，有乏血供的肿瘤，有富血供的肿瘤，越富血供的肿瘤，肿瘤长得越快。这时候通过增强检查，就可以判断病变的血供状态，为下一步的治疗提供客观的依据。

增强 CT 主要是通过给血管注射造影剂来更好地发现血管的病变。

* 三类人群应慎重使用造影剂

造影剂是一种碘剂，是将碘螯合在苯环上而形成的化学结构。造影剂是无毒无害的，本身不被人体所吸收，在排泄过程中造影剂会被排出。如果排出一半，大概需要 90 分钟，经过 24 小时，造影剂会排出 99%。检查前最好多喝水，有助于减少造影剂的一些反应，检查后立即多喝水，尽快将造影剂排泄出来。造影剂主要是经过肾脏排泄，所以通过喝水的方式就可以把大部分造影剂尽快地排出来。造影剂注射是通过浅静脉注射，浅静脉主要分布在手、胳膊、脚。根据病变的情况或患者的身体状态，选择合适的浅静脉进行注射。现在最常用的就是通过手部注射。

有一部分人不适合打造影剂。首先，严重的肾功能不全或肾衰的患者不适合打造影剂，因为造影剂是经过肾脏排泄的，所以如果肾功能衰竭、严重的心功能不全、严重过敏体质的人，不适合打造影剂。其次，要慎用造影剂，要评估注射造影剂的风险和收益，如高血压患者，如果血压控制得好可以注射，如果在高血压危象状态下就不能进行注射；甲状腺功能亢进的人，原则上不进行注射，但如果不注射就无法诊断，这时候要权衡注射造影剂的风险和收益；糖尿病的患者，血糖没有控制好的时候注射造影剂要特别慎重。住院后，患者应把自己的病情如实地反映给接诊的医生，以便做出详细的评估。针对造影剂出现的反应，医生会给患者知情同意书，知情同意书上会列出哪些人适合打造影剂、哪些人要慎重打造影剂、哪些人不能打造影剂以及打了造影剂以后可能出现的反应，希望患者拿到以后好好阅读，然后跟接诊的医生进行讨论。

造影剂快速注射，每个人都会有全身发热的感觉，这种感觉并不是副作用。还有一小部分患者，比例大概不到2%，会发生咽部发痒、皮肤潮红、心跳加快，这属于轻度过敏反应。还有一部分人也可能发生中度过敏反应，如全身出现荨麻疹，比例在十万分之四左右。另外，还有十万分之四的人，可能发生严重的过敏反应，甚至休克。

增强CT检查需要使用造影剂，所以检查结束之后，一定要多喝水，以便将造影剂尽快排出体外。另外，对于有糖尿病、高血压、肾功能不全、心功能不全的患者，一定要在检查之前告知医生，因为这些疾病如果病情不稳定是不能做增强CT检查的。

* CT 之外的重要影像检查项目

医院的影像学检查从大的方面可分为四种不同类型。第一类为核医学检查，如 PET-CT、心肌的核素扫描、骨扫描。第二类为超声检查，如黑白超声、B 超、彩超、超声心动等。第三类为放射科的影像学检查，包括 CT、核磁共振检查。第四类为血管造影检查，包括消化道造影检查、泌尿系造影检查等。

* 神经系统的检查首选核磁共振

老周已经 67 岁了，身体一直很健康，最近却突然感到莫名的眩晕，每次眩晕都会持续两三分钟，这可让老周有些担心了。神经内科的医生初步怀疑他是患上了脑肿瘤，于是在医生的建议下，进行了脑部影像学的检查。

专家提示

在核磁共振出现以前，怀疑脑肿瘤病变首选的是增强 CT 检查，但是现在的影像技术日新月异，发展非常快，对于神经系统来说，尤其是怀疑脑肿瘤病变时，首选的应该是核磁共振检查。人体当中任何的结构都含有或多或少的水，核磁共振就是根据水含量的多少来成像，所以水的含量不一样，核磁共振的图像信号强度就不一样，可以区分各种组织结构。如果有了任何的病变，其水含量跟其他临近的正常组织有差别，就可以通过这种差别发现病变，诊断病变，这是核磁共振成像的第一个基本原理。核磁共振有另一个好处就是多参数、多序列成像，不同的参数针对不同的疾病和不同的解剖结构，核磁共振的分辨率，特别是组织对比的分辨率，要比 CT 又提高了一大截。对于脑实质来说，里边就是脑灰质、脑白质，

对于神经系统发生的病变，CT 检查显然落后了很多。而核磁共振检查对于神经系统的分辨率非常高，因此是神经系统首选的检查方式。

核磁共振的分辨率比 CT 好，所以如果怀疑脑血管病或者大脑里边有肿瘤，首选核磁共振检查。

* PET-CT 的优势和劣势

PET-CT 主要检查身体里是否存在肿瘤或者肿瘤是否出现了转移。PET-CT 检查是比较贵的检查之一，价格在 1 万元左右。它实际上是两种检查技术的融合，包含 PET 和 CT，PET 是一种同位素检查，同位素的显像剂可以显示人体内部的代谢异常，使用同位素检查可以在早期发现代谢异常的病灶。CT 就是普通的 CT 检查，CT 可以显示解剖结构，PET 可以显示代谢异常，两种图像结合起来，就可以在早期准确地发现代谢异常的病灶。PET-CT 主要用于肿瘤的显示，特别是肿瘤的早期发现以及肿瘤的准确分期。另外，PET-CT 可以显示心肌功能，对心肌功能进行评价。当然 PET-CT 是全身性的成像检查技术，也可以作为体检的一种手段。PET-CT 也有自己的局限性，如会容易出现很多假阴性、假阳性的诊断，这项检查针对全身进行扫描，所以局部的分辨率不够。因此，对于各类检查无论是价格高低，无论是简单复杂，它都有各自的适应证，也有一定的局限性。因此到医院检查，要和医生进行沟通，根据病情选择最合适的检查方法。每种方法的优势互补，使征象结合起来，这样对病变的判断是最准确的。

* CTA 是增强 CT 的特殊类型

平时使用的增强 CT，一般检查的是实质脏器，在注射造影剂的同时，医生会采集脏器的数据。CTA 的中文名

无论是哪种检查方式，都是有自己的优势和劣势的，因此每种检查方式都应该是优势互补的。作为患者来说，不能以价格的高低来衡量检查项目的好坏，而应该由医生根据患者的情况来选择做哪几项检查。

字叫作 CT 血管成像，A 代表的是动脉，就是通过 CT 的手段，达到动脉的成像。CTA 检查时要快速注射造影剂，采用 CT 检查时每秒钟打 3 毫升的造影剂，使用 CTA 时，可能每秒钟打 6 毫升甚至更多造影剂。所以 CTA 与普通 CT 检查相比，只不过是打药的速度和打药过程中采集数据的时间有些特殊设置而已，是一种特殊的增强检查。在现在的临床检查中，CTA 应用越来越多。因为生活条件的提高使寿命得到延长，患有血管病的患者越来越多，如果要想无创伤性地观察血管内部结构，如动脉硬化、动脉瘤等，就要通过 CTA 进行检查。

* 核磁共振检查的独特之处

首先，在检查过程中，因为有射频脉冲发射，耳朵会听到噪声，这种噪声最高可以达到 100 分贝。噪声并非在采集数据的过程中持续存在，而是采集数据的瞬间会发出"喀喀喀"的声音。患者只要躺在检查床上，不要管这些噪声，然后静静地配合检查即可。目前引进的核磁共振配备有消音系统。

其次，机房里边是肯定有噪声的。在检查过程中，会给患者在耳朵里塞一些隔音的装置，所以每个人的感觉不一样。

再次，核磁共振检查时患者身上通常盖一个单子，而在 CT 检查时身上盖的是铅制的围裙，在核磁共振室里边盖的就是被单或者是毯子。因为机器的要求是 18 ～ 24℃。温度太高，机器不能正常工作，所以人可能会感觉冷，尤其是患者进去以后，要把一些衣物脱掉就会感觉更冷，要进行一定的保温措施。

最后，核磁共振是在一个大筒子里边进行检查，人

增强 CT 还分为 CTA、CTV 几种类型，每种不同类型检查不同的部位。增强 CT 的造影剂是一种碘剂，而增强核磁共振所用的造影剂则是钆剂，所以增强核磁共振做完后，一般不会给人体带来不良反应。

与 CT 检查不同的是，核磁共振检查一般需要 30 分钟才能完成，而且检查中有噪声。核磁共振检查会给患者进行一定的保温措施，还会在患者耳朵里增加隔音装置。此外，核磁共振是在一个大筒子里面进行检查，部分患者可能会发生幽闭恐惧症。

躺在检查床上。这个筒子比太空舱空间要小，直径只有60～70厘米，胖人进去几乎占满。每个人的性格不一样，会有不同的反应，绝大部分反应是可以接受的，但有一部分精神紧张型的人会产生幽闭恐惧症，觉得压抑，会有大汗、虚脱的感觉。

＊核磁共振检查有禁忌

50岁的老王因为脑血管狭窄，需要进行核磁共振检查来确定病变情况，但医生在询问了老王的症状之后却告知他，他的情况不能做核磁共振检查，因为老王的体内安装了心脏起搏器。这让他很纳闷儿，这心脏起搏器和做核磁共振检查又有什么关系呢？

专家提示

核磁共振检查是患者在大场强里进行检查，现在北京应用的有1.5泰斯拉和3.0泰斯拉两种。3.0泰斯拉，相当于地球磁力的8000倍以上，磁场很强，所以有心脏起搏器、有体内金属异物的人是绝对不允许进入的。为了让更多的患者能够做核磁共振检查，现在的人工材料很多都是非磁的，如冠状动脉支架和假肢以及人工关节。但是在做检查之前一定要找医生确认，这个东西是什么材料的，医生会根据患者体内的材料，判断能不能做，这点很重要。假如体内含有不能做核磁共振的材料，做了核磁共振，会有非常严重的后果。因此做核磁共振之前医生会给患者一个单子，患者要仔细阅读，如果有特殊情况，一定告诉做检查的医生，让医生判断是否可以做核磁共振。

核磁共振检查是有一定禁忌的，检查过程中，如果遇到金属物品，就会变得非常的危险。因此，如果患者体内有人工假肢、体内支架这样的器械，一定要在做检查之前告知医生，由医生来确定情况是否适合做核磁共振检查。

* X线摄影检查的特殊用途

53岁的李女士，因为眼前总是模糊的，所以到医院的眼科进行检查，被确诊患上了白内障，需要立即进行手术治疗，而医生在手术前却让李女士做了一个胸部X线摄影的检查，这让她百思不得其解，X线摄影的检查和手术有什么关系呢？

专家提示

X线摄影检查，还有一些其他的特殊用途。现在所有的手术，只要涉及麻醉都需要做胸部的检查，因为麻醉必须要了解肺部的情况，保证麻醉安全。如果小孩做胸片，发现胸腺明显增大，这时候做全麻就要格外小心。如果是老年人，胸片发现有其他活动性病变以及严重的肺病，如肺气肿或阻塞性肺病，做全麻的时候同样需要非常小心，必要时可以采用其他的麻醉方式。

* 血管造影能够清晰地发现血管病变

李先生70岁，因为脑供血不足，需要立即进行支架手术。但是手术之前医生却安排李先生做了一个脑部的造影，告诉他只有先做了这个检查才能进行手术，这又是为什么呢？

专家提示

脑部的造影主要显示的是血管，CT、核磁共振显示的主要是脑实质，脑血管出现疾病会影响到脑实质。血管造影重点显示的是负责脑供血的血管状况，目前的叫法是数字减影血管造影，简称DSA。数字减影血管造影，在血管造影前面可以加上造影部位，如数字减影脑血管

观察骨骼和胸部的病变，X线摄影检查是最佳的检查方式。除此之外，X线摄影检查还有一个特殊的功能，就是评估患者手术当中的麻醉风险。

血管造影是一种非常精密的检查手段，能够非常清晰地观察到血管内部的情况，形式上类似于小手术。

发卡、发胶、化妆品都容易形成尾影，从而造成检查结果的不准确。做影像学检查时，身上不能佩戴任何金属物品，除此之外，女士还要注意不要化妆，穿衣方面也要选择没有图案的棉质服装。这样既能配合医生快速做完检查，又能保证检查结果的准确性。

造影、数字减影肝血管造影以及数字减影下肢动脉造影。在做 CT 和核磁共振检查，患者只要躺在检查床上就可以做检查，而血管造影患者躺在检查床上的同时，医生要进行一些操作，要把造影剂引到血管里去，这时候就需要插管，这是个微创性的检查方法。CT 造影是在浅静脉插管，打入造影剂就可以显影全身血管，但是为了显示某一个血管有没有病变，必须将导管插入要显示的血管里。血管造影是经皮穿刺血管插管的技术，将导管引入到动脉，然后再通过一定的技巧，将导管的头引入到靶血管。这种靶血管可以定位在脑血管，也可以定位在肝脏或心脏的血管。冠状动脉或者任何的靶血管，通过介入的技术或者是插管的技术，都可以达到。一般从股动脉或者桡动脉进入，通过一些技巧，将导管引入任何一个靶血管，检查的目的性更强。

* 在影像检查中要注意什么

做影像检查时要注意很多细节。首先，女性不能带发卡，发卡以塑料为主，但中间部分一般是铁制品，会影响检查结果；其次，衣服最好穿医院准备好的，因为带花纹的衣服同样会干扰检查；再次，发胶里含有一定的金属成分，因此做影像检查时不能涂发胶；最后，女性不能化妆，因为化妆品中可能含有金属离子，在做影像检查时会造成尾影现象。

第五十一章

说说过敏这点事儿

讲解人：尹佳
中国中医科学院北京协和医院变态反应科主任、主任医师

* 变态反应科都治什么病？

* 螨虫会带来哪些危机？

* 去除螨虫有何办法？

春季您是否出现过咳嗽、打喷嚏、眼睛干的毛病？不同的症状，不同的疾病，却只需要在一个科室就可以全部解决。面对春季众多的"敏感"问题，中国中医科学院北京协和医院变态反应科主任、主任医师尹佳为您解答。

* 变态反应科都治什么病

变态反应科是看过敏性疾病的，主要包括过敏性鼻炎、过敏性哮喘、食物过敏，还有药物过敏等，实际上是治疗最常见的一些过敏性疾病。

* 螨虫带来的哮喘危机

曾经有一位患者，突然在夜间发生致命性的喉头水肿，到门诊检查，一开始考虑是食物导致的喉头水肿，因为食物容易引起这样的反应，但查了食物反而没有发现问题。最后医生给他做进一步检查，发现他是严重的尘螨过敏，那么他怎么会一次接触到大量的尘螨呢？据

他说他有一个用了几十年的颈椎枕，因为用了几十年，所以枕头里可能有大量的尘螨，接触枕头，就突然诱发了很严重的过敏反应。不再使用那个枕头以后，他的病就没再发生过。

专家提示

最常见的过敏原分为四类：第一类为吸入的过敏原，主要有尘螨、霉菌、花粉、宠物的皮毛等。第二类为食物，食入的任何一种食物，都可能成为过敏原。第三类为接触物，如化妆品、油漆等有机溶剂，也可能成为过敏原。第四类为药物，无论是注射药物，还是口服药物，都可能诱发过敏性疾病。

尘螨实际上是肉眼看不到的一种小虫子，这种小虫子多在床上、沙发上，以吃人们掉下来的皮屑为生。

* 去除螨虫的方法

中国的家庭很多人都喜欢用荞麦皮的枕头，有的人自从结了婚以后，就开始用荞麦皮枕头，枕芯从来没换过，很多都已经使用了几十年。有人做过一个实验，用了几十年的枕头里，1/3 是尘螨的尸体，2/3 是旧的荞麦皮，所以应该定期把荞麦皮倒在桶里或者盆里，拿开水烫，尘螨怕高温，因此水温要达到 70℃ 以上，将螨虫烫死再晒干，放进枕套。医生建议，如果是尘螨过敏的患者一个月洗一次床单被罩。另外，床垫买来以后，最好不要拆掉塑料包装，可以阻止尘螨进到床垫。如果家中没有尘螨过敏患者，可以撕掉床垫塑料膜，但是有哮喘患者的家庭最好撕掉床垫塑料膜。另外，沙发最好选择皮质的，不要用布艺的，卧室里不要放很多旧报纸、旧书，床下不要放一堆被子。这些都是最基本的常识，如果注意了

螨虫怕高温，如果用 70℃ 以上的水清洗床上用品，可以杀灭螨虫。家中如果有对尘螨过敏的朋友，床垫买来后最好不要拆除塑料膜，这样可以隔绝螨虫带来的伤害。螨虫过敏的人最好选择皮质沙发。

就能很好地控制螨虫带来的过敏。

* 尘螨与皮疹

尘螨也可以引起急性或慢性皮疹，有很多患者的湿疹实际上是由尘螨引起的。对这类患者，可用尘螨制剂进行脱敏治疗。目前，国际医学界做了很多试验，证明此种方法是非常有效的。但是如果在湿疹出现后通过服用药物，第二天便痊愈，则应不是湿疹，标准的说法应该叫荨麻疹。荨麻疹的表现是全身起风团样皮疹，一般24 小时就可以消退。

* 婴儿时期吃高蛋白食物易患湿疹

湿疹实际上是儿童时期最常见的一种疾病，很多小孩生下来后，在第一次喂牛奶或鸡蛋后，就会出现湿疹。还有一些孩子，吃很多其他的高蛋白类的食物，也会发生湿疹。有这么一个孩子，其姥姥、姥爷非常疼爱自己的外孙，在孩子出生不久以后，就每天买各种各样的果仁、坚果以及豆类等杂粮，配在一起打成汁，喂给孩子吃，孩子吃了以后就会出现比较明显的湿疹。婴儿不宜过早喂高蛋白的食物，建议在 3 岁以后再增加豆类或者花生，这样就可以减少湿疹的发生。

* 过敏的遗传因素

如果父母都没有过敏性疾病，那么孩子出生后患过敏性疾病的概率在 20% 以下，患病率比较低。如果父母一方有过敏性疾病，孩子患病率会达到 20% ～ 40%，如果父母都有过敏性疾病，孩子有 40% ～ 60% 的概率患过敏性疾病。如果父母同时患有过敏性哮喘，孩子得过敏性哮喘的可能性高达72%。所以，过敏性疾病与遗传有关系。

过敏性疾病患病率为什么会越来越高？这实际上是遗传因素和环境因素相互作用的结果。现在的生活环境和几百年前，甚至几十年前完全不一样。人们每天接触到各种各样的消毒剂、洗涤剂等，儿童出生就会接种各种各样的疫苗，预防感染性疾病。另外，人们经常接触各种各样的抗生素，所以小孩生下来时，得各种各样的感染性疾病的概率越来越低。人体实际上有两类细胞：一类细胞是负责体内的免疫保护作用的，另一类是和过敏性疾病有关的。这两类细胞是平衡的，这种平衡如果被打破的话，就会向另外一边偏移。小时候人为进行过度保护，使很多疾病在幼年时感染率降低，打破了小孩体内两类细胞的平衡，使日后发生过敏性疾病的概率增加。

生活应该返璞归真，这就是现在欧美最主流的过敏性疾病医生提的建议。从小就养猫、养狗，让孩子和大自然亲近，多晒太阳、多活动，多接触各种各样自然界的东西，不要太干净，这样孩子就不会得过敏性疾病。

* 过敏性疾病的发病规律

过敏性疾病的自然进程，在不同的人生阶段会有不同的症状，在一个人的身上，早期可能先是湿疹或者是食物过敏。一般3岁以前，湿疹和食物过敏的发病率明显上升。但是过了3岁以后，食物过敏就会明显地下降，而哮喘或者鼻炎这些问题就会随着年龄的增长逐渐增高。到了六七岁，开始是过敏性鼻炎，最后到13～16岁时又发展成过敏性哮喘。这个过程医生把它叫作过敏性疾病的自然进程。但是，很多老年人，过敏症状逐渐减轻，

父母都没有过敏性疾病，孩子患过敏性疾病概率为12.5%。父母一方有过敏性疾病，孩子患病率将近20%；父母都有过敏性疾病，孩子患病率在50%左右。父母都有过敏性哮喘，孩子得过敏性哮喘的概率高达72%。

所以如果希望过敏性疾病能够自然缓解，可能要等到七八十岁以后了。过敏性疾病的高峰在青壮年，三四十岁的时候，是最鼎盛的时期。

* 花粉过敏的元凶

花粉过敏与人的抵抗力高低没有任何关系。每年的 3 月中下旬至 5 月中下旬，是北京花粉浓度的第一个高峰期，而其主角往往都是并不起眼的树木。从最早的榆树花粉到柏树花粉，以及 4 月中下旬到 5 月北方成片的桦树林随风带来大量的桦树花粉等都是这个季节花粉过敏的元凶。花粉过敏患者以青壮年人为主，过敏时会出现咳嗽、打喷嚏、眼睛痒等症状。

* 花粉引起人体过敏的机制

花粉颗粒会附着在呼吸道黏膜表面，通过黏膜触发人体的一些细胞释放炎性介质，这些炎性介质可以作用在不同的器官上，例如，作用在支气管的平滑肌上可以引起哮喘；作用在分泌黏液的细胞上，可以增加黏液的分泌，引起流鼻涕、打喷嚏、痰多，引起支气管哮喘、鼻炎等。

* 脱敏治疗需要 3 ～ 5 年时间

花粉季节以外，花粉浓度很低，患者症状得到明显缓解，这个时候不需要用药物对症治疗。做脱敏治疗是需要持续的，一般开始脱敏治疗到结束要 3 ～ 5 年。

每年周而复始地用药物对症治疗是可以的，但还会继续发展，每年的用药剂量可能越来越大，用的药品种对桦树过敏的人，就可能对苹果、梨等过敏；对蒿花过敏的人，则有可能对桃子过敏。此外，日本昭和大学医学部今井孝成教授在调查中发现，对水稻花粉过敏的人，不宜吃哈密瓜、西瓜、猕猴桃和橙子；对猪草过敏的人，不宜吃哈密瓜、西瓜和香蕉；对花粉过敏的人，往往会对栗子、猕猴桃和香蕉过敏。

对花粉过敏的患者，需要身边常备药物，因为花粉过敏的人很容易同时有食物过敏出现，双重过敏症状发生时，患者的情况会很危急，如不及时救治会有生命危险。

越来越多。有相当一部分患者，会从鼻炎慢慢发展成哮喘，但是如果进行脱敏治疗，哮喘可能会被阻止或者减轻到鼻炎的程度，但是想要鼻炎被彻底治愈是不可能的。

* 鼻炎的发病年龄和防治知识

鼻炎首次发病的年龄范围，分布在 2 ~ 68 岁，哮喘的首次发病年龄是 4 ~ 71 岁，这些数字来自于花粉过敏的患者，但 75 岁以后或 2 岁以前，却没有首次发作的病例记录。这很好地证明了鼻炎发病集中在青壮年，年龄很小的时候，发病率是比较低的，同样在岁数很大的时候，首次发病率也是很低的。但是哮喘这部分患者，在四五十岁这段时间，发病率比较高。从鼻炎到哮喘，要经历若干年，所以哮喘患者群相对年龄较高。

防治花粉症最基本的方法，除了出门戴口罩、在花粉季节关窗户之外，还可使用空气过滤器。另外，在花粉季节，应该避免到植物多的地方、避免剧烈运动，因为本来就咳嗽或者已经有鼻炎了，再剧烈运动很可能会诱发哮喘。食物和花粉的交叉过敏，实际上是一个很严重的问题。

* 过敏原测试有潜在风险

过敏原的检测，尤其是过敏性休克的患者，要用体外试验的方法，如果用体内试验会有不良后果。目前过敏原要全部做一遍得几万元，价格太昂贵。所以医生在听完患者的主诉后，给何种过敏原、怎么让患者用最少的钱达到最大的筛选可能，这很考验医生的经验和水平。

* 治疗哮喘患者需要自己做风流速监测

在脱敏治疗期间，尤其是哮喘的患者，一定要做风流速的监测。风流速实际上是个简单的肺功能仪，通过吹气和记录，能够体现每天肺功能的状态。这个值维持在一个很好的水平，且持续恒定就说明状态很好。但是进入花粉季节后，如果是花粉症患者，一旦下降超过了最佳值的 20%，说明已处于哮喘状态。这个时候就不应该再打脱敏针进行治疗，因为存在诱发哮喘的危险，所以风流速是对脱敏治疗患者保驾护航的一个最有效的手段。

* 食物依赖运动诱发过敏性休克

夏先生是名公务员，每年春天的时候，他都会发生休克。每次吃完早饭以后，步行去单位上班，进了办公室他就会休克，如此反复很多次。夏先生非常恐惧，就到医院检查。医生给他做了很多检查，怀疑过牛奶过敏、青霉素过敏、春季花粉过敏，但检查都是阴性的。于是医生查阅了很多的国外文献，最后想到了小麦过敏。医生给夏先生做了一些关键的检查，结果发现他正是患上了食物依赖运动诱发过敏性休克，诊断后医生建议他避免吃小麦类的食物，或者吃完就躺下休息，不要运动，夏先生从此以后再也没有发生过休克。

专家提示

食物依赖运动诱发过敏性休克这么复杂的名称，简单地说就是患者吃了虾、芹菜、小麦等这类导致过敏的食物，6 个小时之内做任何运动，即便是像走路这样轻微的运动，都会引发严重的过敏反应。轻者会突发全身皮肤瘙痒、喉头水肿、呼吸困难，严重者可能出现血压下降，意识

食物依赖运动诱发过敏性休克的患者，通常吃完导致过敏的食物后 6 个小时内做运动，会出现危险。如果特别想吃，最好的办法就是吃完了就躺下休息。

丧失，如果远离医院，一旦抢救不及时，会导致生命危险。

* 食物过敏导致窒息和休克的原理

严重过敏反应不一定是血压下降的情况，它实际上还包括突然的窒息和休克，统称为严重过敏反应，都能危及生命。过敏性休克实际上就是全身血液循环当中的一种细胞，叫嗜碱性粒细胞，和组织里的肥大细胞在接触了过敏原以后，会突然一下把细胞内部的炎症介质都释放出来，这种释放的量相当于给人体突然注射了一剂大剂量的组织胺和各种各样的药剂。药剂的综合作用结果是全身的中小血管扩张，这种扩张使大量的血液都存留在周围的血管里不能流回心脏，心脏泵不出血来，就会出现晕厥，血压急剧下降同时黏膜血管内皮突然扩张，血液里的水分都囤积到组织里，所以就会水肿，包括肺水肿、喉头水肿等。喉部是人体呼吸道最细的一部分，一旦水肿以后，就会导致窒息，所以这种情况是非常危急的。

* 肾上腺素是过敏性休克患者的救命药

当面临过敏性休克时，首先应该想到的是用肾上腺素，肾上腺素是唯一能救过敏性休克患者生命的药物。过敏性休克一旦发生，就会出现大脑停止供血，如果持续几分钟，就会发生脑死亡，脑死亡即使抢救过来，也会变成植物人。所以发生过敏性休克时，应该立即使用肾上腺素。

过敏性休克一旦发生，几分钟内就可能有生命危险，家人最好是用肾上腺素对患者进行救治。

* 避免药物过敏　最好留院观察半小时

根据英国的一组报道显示，过敏性休克的患者，90%

会导致死亡。没有注射肾上腺素，是他们的死亡原因，假如在第一时间注射了肾上腺素就不会死亡。药物引起的过敏性休克，通常发生在注入药物的几分钟之内，而食物诱发的过敏性休克相对时间比较长，基本是在半小时之内发生，所以还有时间救治。通常老百姓在生活当中，更多的是发生食物性的过敏性休克。如果用药，尤其是注射用药，一定不要自己单独用，即使在医院用注射药，也要在注射室停留半个小时。因为所有的过敏性休克几乎都是在用药以后的半小时之内发生，停留了半小时就可以把风险降低 90%。国外推荐，即使没有人看管，注射完药后也应该在人多的地方，这样万一晕倒了会有人能够及时进行急救。

为了避免药物过敏性休克，注射完药物，最好在注射室停留半小时，因为过敏性休克往往都是在用药后半小时内发生的。

第五十二章

捉拿身边的 "刺客"

讲解人：王学艳
首都医科大学附属北京世纪坛医院变态反应科主任、主任医师

* 什么怪病引发不断休克？

* 过敏症状是全身性的吗？

* 哪些途径可以避免过敏反应发生？

奇闻怪事屡见不鲜，但是死而复生的事您听过吗？怪病缠身、几度轻生，他的病情如何转危为安？首都医科大学附属北京世纪坛医院变态反应科主任、主任医师王学艳带您找出过敏的源头，远离病痛侵袭。

* 患者发病突然　屡次休克

昏睡 3 月，不省人事、呼吸困难、不能进食，他只依靠输液、氧气维持生命。50 岁的张先生，几十年每天都在咯血，大小便不能自理，有时候吃饭时还好好的，过一会儿就要送到医院抢救，并且这样的事情经常发生。在家乡的医院看不出是什么病。来到北京后，他的 "怪病" 竟然确诊了。仅仅过了 3 天，张先生的病情居然有了一丝奇迹般的好转。

专家提示

张先生在日常生活中经常出现感冒的症状，如鼻子痒、打喷嚏、流鼻涕，一直认为是感冒，而且有时候在吃饭的过程中，时不时地会发生休克。原因是患者对食

物过敏，而且他食用的过敏性食物基本上是天天吃，这就等同于患者一直在接触过敏原。所以可以诊断，患者的病和食物过敏有关系。

* 过敏为不正常的免疫反应

具有特异体质的人群，接触外界物质，会引起不正常的免疫反应，而且这种不正常的免疫反应，会导致一系列的临床症状，如皮肤瘙痒、起荨麻疹。食用某些食物后出现头疼、口腔溃疡等症状，这可能是一种过敏反应。

* 过敏症状可发生在人体各个部位

过敏反应是全身的症状，它发生在全身各个系统、各个器官。临床上最多见的是呼吸道和皮肤黏膜症状。另外，发生在消化道、神经系统的症状，也可能和过敏有关系。

* 过敏性休克是急性速发型过敏反应

过敏性休克属于急性速发型过敏反应，是全身症状。抗原、抗体的反应主要是释放组织胺、血清素，血管功能异常会导致体内血管的液体渗出增多，血容量急剧下降，回流到血管当中的血液减少，主要表现为皮肤瘙痒、荨麻疹、喉头水肿、气管痉挛、肺水肿等症状，同时会出现腹痛、腹泻、呕吐的症状，并表现出头晕、面色苍白。如果不及时治疗，会很快发展成过敏性休克，一般过敏性休克 5～10 分钟即可致人死亡。

过敏性疾病有自身发病的特点，即反复性、发作性、特应性。如果符合这些变态反应发病规律，相关学科治疗不好的情况下，应该检查过敏原，排除疾病是否和过敏有关。

* 常见过敏原：尘螨、霉菌

尘螨过敏的患者，像整理床、开空调、收拾衣柜、

231

扫地的过程中都会出现反应，接触那些脏、乱、差的环境则会出现症状的加重。

当天气炎热时，屋子不通风而导致瓜果变质后，出现丝状和网状的绿毛，这些就是霉菌。如果患者在潮湿的夏天，出现一闻到发霉味道就气短、呼吸困难的症状，首先要考虑和霉菌有关系。

*避免不同类型过敏的方法

应对不同的过敏，有不同的方法：

（1）过敏的类型不尽相同，应对尘螨过敏，有效的办法是除螨防螨，晾晒家居用品。

（2）应对花粉过敏、食物过敏，有效的办法就是避开过敏原。

（3）应对霉菌过敏，有效的办法就是让屋子经常通风，保持干燥。

*过敏有关因素：遗传、环境

过敏和遗传因素有关，父母的过敏情况会影响子女的发病。如果父母双方都有过敏史，子女发病的概率可以高达40% ～ 60%；如果父母一方过敏，子女的发病率可以达到20% ～ 40%；如果没有遗传因素，发病率就在20%以下；如果父母双方都对相同的物质过敏，并有相同的症状，子女的发病率可以达到60% ～ 80%。

随着现代化工业城市的快速发展，接触物质增多，身体会出现各种不适应的情况，再加上精神压力大，抵抗力下降，极易诱发和加重过敏反应。

* 头疼症状自幼开始　原因不明

王女士经常到了半夜会出现莫名其妙的行为举动：在床上躺一会儿就会坐到沙发上，一坐就是一个晚上。据王女士说，自己晚上平躺常常觉得特别难受，所以才晚上起来坐在沙发上。丈夫看到妻子种种莫名举动之后，辗转反侧，同样不能成眠。王女士上小学一年级的时候就开始有头痛，而且特别严重，不知道什么原因，有时候还胸闷、气喘、肚子痛。在婚后，特别是有了孩子，身体逐渐发生了许多变化。容易感冒、胸闷、眼睛痒，而且次数越来越多。王女士每次总是前一秒钟还好好的，紧接着突然就发病了，头痛撞墙、胸闷憋气、呼吸困难。于是丈夫带着她去了医院，但是能做的检查都做了，居然什么病也没查出来。但是，王女士依旧是头痛难忍，身上时常会遍起风疹。日子一天天过去，王女士的怪病越来越重。最严重的那一年，王女士上班回来觉得皮肤有点不舒服，喘气也喘不动，挪到家以后，越挠身上痒得越厉害，本想睡一会儿，没想到睡死过去。幸亏邻居发现及时打电话给王女士的丈夫，才把她送到医院抢救。

专家提示

医生总结王女士这几年来的病史，从最初头疼反复发作，到近几年加重，全身反复起风疹，伴有胸闷气短、呼吸困难的症状，腹痛、大便次数增多。根据综合分析，王女士的症状牵扯到了脑、皮肤、呼吸道以及消化道，可能和过敏有关，经过过敏原检查之后，确诊为食物（花生）过敏。

食物过敏还会引发了其他疾病，如呼吸功能受阻。患者的呼吸并未恢复到正常，只是已经耐受，自己感觉无碍。

王女士已经发展到气道狭窄的症状，这就提醒过敏性疾病患者应该早期诊断、早期治疗、早期预防，减少并发症的发生。

* 引发过敏有三个途径

引发过敏反应有呼吸、接触、食入这三个途径，对于食物过敏的人来说，忌口是最有效的治疗方法。

呼吸、接触、食入是引发过敏的三个途径。食物过敏是其中很重要的一个发病因素，亟须重视。

治疗过敏性疾病最有效的方法，就是远离过敏原、不吃引发过敏的东西。但是经过 3～6 个月以后，可以少量适应，看看能不能再吃。食物过敏不需要吃药，忌口是食物过敏最有效的治疗办法。

* 坚果类食物具有相同的抗原成分

一般花生过敏的患者，坚果类食物要尽量少吃，因为它们之间有相同的成分，都有诱发过敏反应的可能。一旦身体抵抗力下降，吃了能诱发过敏的物质以后，就可能会发生严重的过敏反应。

* 明确病因后脱敏治疗最有效

脱敏治疗，这是国际公认的有效方法之一。脱敏治疗的目的是以少量多次的递增法接触过敏原，慢慢的每周一次或者两次向体内注入，治疗周期为 3～5 年。一般经过 2～3 年，70%～80% 的人能够得到有效控制，维持 7～8 年不发病。但是一般来讲，过敏性疾病一旦病因明确后，食物忌口是最主要的办法，不吃相关的食品，一般忌 3～6 个月以后，大多数人能恢复到正常饮食状态。如果不在全身症状加重的情况下可以少量地食入，让身体慢慢适应，类似于脱敏治疗。

* 吸入性花粉过敏的预防方法

每年花粉浓度下降以后，到第二年的花开之前这段时间，是花粉过敏患者最佳脱敏治疗期。选择特异性脱敏治疗，到第二年这个季节症状就会减轻，一般经过两三年的治疗 70% ～ 80% 的人症状可以得到控制。

* 家庭备用健康小药箱

有严重过敏史的人群，都可能发生过敏性休克，应该自备肾上腺素，一旦发病需要迅速用药。成人的常用量是 0.3 ～ 0.5 毫升，儿童的用量是 0.2 ～ 0.3 毫升。

过敏性皮炎、花粉过敏或者尘螨过敏比较轻的患者，可以备用一些缓解症状用的组胺类的药物。如果哮喘就要再配上一片治疗哮喘的药，这样一般就能缓解较轻的症状，但是发生严重症状时一定要到医院就诊。

* 防花粉口罩　有效预防花粉过敏

花粉过敏的人群，出门需要佩戴口罩，外边再喷上花粉阻隔剂，减少花粉进入呼吸道，减少与过敏原的接触。按照这样的方法可减少一半的用药，而且是安全且有效的预防方法。在挑选口罩时，纯棉材质是首选。